Esfuérza

Mucho.

Descansa

Bien.

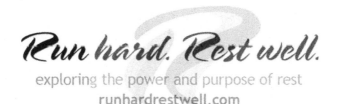

Run hard. Rest well.

exploring the power and purpose of rest

runhardrestwell.com

por

Brenda Jank

Esfuérzate Mucho.

Descansa Bien.

Traducido por **Chrissy Greenwell de Charles**
con el apoyo de **Saraí Chaires Ledezma**

Este libro fue posible
Por
la asombrosa búsqueda de nuestro Dios Poderoso
y
un equipo de trabajadores dedicados y apasionados del Reino:
Bethany Andrews, Paige Craig, Dani Kiefer, Rachel Lance.
mediante
un ejército de guerreros de oración y partidarios financieros,
con
el estímulo continuo del esposo de Brenda, Tim, y sus cinco hijos
Joshua, Samuel, Joseph, Anna y Noah
Quienes
encuentran a su mamá como una mujer mucho más divertido con
quien vivir cuando ella
está corriendo la carrera que ha sido llamada a correr
y
disfrutando del descanso que está destinado a disfrutar.

Valoramos sus ideas y sus historias. Nosotros te invitamos a unirte a la conversación. Visita el sitio web y suscríbete al blog. Cada semana te enviaremos breves y alentadoras devociones a medida que persigues el regalo de descanso y ritmo que Dios tiene para nosotros. ¡Adelante!

RunHardRestWell.com

Introducción

Descanso

El descanso no es una recompensa.

No puedes ganártelo.

No te lo mereces.

Es un hecho. Un regalo. Libre de carga y lleno de gracia. Se derrama en nuestras vidas desde el corazón de Dios.

El descanso es parte de su plan. Habla del control de calidad sobre la carrera que nos han pedido que corramos.

El descanso nos llega firmado, sellado, entregado, pero es rechazado y descuidado una y otra vez.

¿Estás dentro de estos rangos?

Todos lo estamos— si somos honestos.

Estamos hechos para más, pero nos conformamos con menos. Hechos para más.

Cuanto *más* entremos en el descanso, éste nos invita a entrar en un misterio que pocos exploran.

Invade nuestra sobrecarga.

Hace que la vida sea correcta, plena y gratuita.

Establece un rumbo para el propósito, la pasión, el poder.

No es un signo de debilidad o incapacidad, a pesar de lo que hemos llegado a creer.

Elegir realinear nuestras vidas a un ritmo de trabajo y descanso es un acto sagrado de desafío, devoción y liberación.

El descanso se para en el umbral.

La esperanza abre la puerta.

Bienvenido

Este libro puede cambiar tu vida.

Su misión es clara.

Seguidores de *Esfuérzate Mucho. Descansa Bien.* descansan para motivar al pueblo de Dios para que sus vidas sean sanas, vibrantes y centradas en el Reino.

Este es un libro para ser leído y practicado por individuos, y luego compartido con su personal, equipo o grupo pequeño. Es un compromiso de seis semanas.

El valor transformador de este estudio será muy singular para cada persona involucrada. No es un enfoque "molde de galletas". Su medida no puede venir en comparación con otras. La información que usted obtenga desafiará sus percepciones sobre el descanso y *el* trabajo. Las ideas bíblicas alterarán el terreno de tu alma. Ellos alterarán el impacto que tienes en el Reino de Dios. Ellos formarán a aquellos en tu esfera de influencia. Transformarán cómo vive y ama tu familia. Las recompensas requieren gran intención y determinación, pero son dulces y más abundantes de lo que puedas imaginar.

Esfuérzate mucho. Descansa bien.

Brenda

Tabla de Contenido

La Expedición

En la vida de cada uno hay situaciones y descubrimientos que nos transforman. Nos alejan de lo que es familiar y abren la puerta a algo nuevo y mejor. La verdad detrás de *Esfuérzate Mucho. Descansa Bien.* puede ser uno de esos descubrimientos. Así lo ha sido para mí.

El propósito de este pequeño libro es invitar a los lectores a explorar el poder y el propósito del descanso, cambiando nuestro agotamiento y sobrecarga por un ritmo que infunda a nuestro trabajo y nuestro descanso visión, energía y alegría. El descanso no es la recompensa del trabajo bien hecho. El descanso nos posiciona para un propósito. Es la plataforma de lanzamiento, un portal para ver quiénes somos y el llamamiento que tenemos a través del poder de Dios y por su gracia. Aunque nuestra definición de "trabajo" puede necesitar algunos ajustes, nuestra comprensión del "descanso" normalmente requiere una revisión completa. Las suposiciones defectuosas deben ser demolidas y debe establecer una base sólida, infundida por la Verdad.

Roma no fue construida en un día. Esta revisión requerirá un viaje. Para algunos, será una caminata solitaria, pero te animo a considerar esto como una expedición. Una expedición es un viaje emprendido con un grupo de personas. Es un viaje enmarcado por la comunidad. A través de la comunidad (con su personal, un equipo, otra persona o un grupo pequeño) nuestra autenticidad es más conmovedora. Nuestra alegría se multiplica. Nuestros desafíos se enfrentan con la oración, el apoyo y el estímulo. Nuestro objetivo es descubrir formas sanas y sagradas de navegar por las atracciones y distracciones de nuestro mundo 24/7 a la luz de la Verdad bíblica, la gloria de Dios y nuestro deseo de propósito, vitalidad y libertad.

Este libro fue escrito con objetivos, promesas, esperanzas y expectativas específicos.

Mi Meta:
   Crear conciencia
   Compartir ideas y sugerencias prácticas
   Destacar las promesas de Dios
   Lanzar una visión
   No apartarme del camino

Mi Promesa:

Voy a honrar...

...tu tiempo. Cada capítulo devocional es corto y conciso. Tengo un gran respeto por los momentos que pasarás con este material. Tu tiempo es precioso. No se desperdiciará.

...tu intelecto. No hay un pensar de "talla única" para el descanso. No intentaré alimentarte con una cuchara. No habrá fórmulas de 10 pasos rápidos. Este libro ofrece alimento para el pensamiento, conocimiento bíblico, historias significativas y preguntas que requieren reflexión.

...tu temporada de vida. Aprender a descansar es un proceso continuo. El viaje hacia el ritmo satisface nuestras necesidades más urgentes desde una variedad de ángulos—ángulos que se mueven y cambian a través de las transiciones de la vida planificadas y no planificadas. Es mi deseo que las verdades de este libro hablen con audacia y compasión a cada generación.

Mi Esperanza

Mi esperanza es que el mensaje de *Esfuérzate Mucho. Descansa Bien.* proporcionará un medio de escape de la sujeción de la sobrecarga. Quiero que proporcione un escenario de crecimiento donde se produzca una lucha entre las normas culturales y las verdades bíblicas. Se necesita una crisis. Nuestras creencias fundamentales (y típicamente defectuosas) sobre el trabajo y el descanso deben ser cuestionadas, destacadas y demolidas, reemplazadas por la verdad que proviene del corazón de Dios.

Mi esperanza es que esta exploración incluya a otras personas de tu vida (un amigo, un equipo de ministerio, personal, grupo pequeño) con quienes puedes compartir este viaje. Es una subida pronunciada. Las vistas y las cumbres son increíbles, pero aprender a descansar bien es una de las tareas más desalentadoras que jamás hayas enfrentado. Es necesario rendir cuentas. El estímulo es obligatorio. El trabajo contracultural se realiza mejor en grupos. Cubrimos mucho territorio cuando nos comprometemos a animarnos unos a otros.

Mi Expectativa:

El descanso es para todos. Ninguno es inmune al asombroso precio asociado con ignorarlo. En la antigüedad, el descanso estaba reservado solo para los ricos y famosos. Dios dice: "es para todos". Cumplir con el sábado es una característica distintiva del judaísmo; a través de la nación judía, Dios bendijo a todas las personas del mundo hablando a los patrones de ritmo, descanso y restauración que estableció en la creación.

Personas de todas las edades encuentran aspectos del trabajo y el descanso únicamente atractivos o molestos dependiendo de su personalidad y/o la estación de su vida. Las necesidades se satisfacen con el descanso durante cada etapa de la vida.

A continuación, hay una lista de personas. Para cada grupo comparto una característica única, que habla de los obstáculos de descanso o las bendiciones que se encuentran en ello. Si el tiempo lo permite, lee la lista completa. Si no, sé selectivo. No importa quién seas, es posible que estos obstáculos y bendiciones no se limiten a ninguna edad, etapa o estación.

Líderes e influyentes

Nuestra fatiga es un distintivo de honor tácito, pero desmantela nuestras prioridades más altas. Revolucionar la forma en que trabajamos y descansamos no sucederá si los líderes comprometidos no abogan por el descanso sacando lo mejor de aquellos que lideran, por el bien de aquellos a quienes sirven. Estás en condiciones de enseñar a tu equipo cómo navegar 24/7 desde un lugar de alegría, fortaleza, claridad e intimidad con Dios, pero el viaje debe ser primero tuyo.

Hombres

Atención. Tendemos a tener un enfoque singular en la vida. Para algunos, es trabajo; para otros, es juego. Explorar el ritmo da una perspectiva nueva para ver el mundo.

Mujer

Culpa. La culpa impulsa muchas de las decisiones que tomamos y es una creencia fundamental y defectuosa detrás del profundo estado de nuestra inquietud. Cuando incluso comenzamos a descansar, ¿no se levanta la culpa para pellizcar nuestros talones y nuestro corazón?

Adultos Jóvenes

Perspectiva vocacional. Ritmo sustentador de la vida. Los patrones y las mentalidades se están estableciendo ahora mismo. ¿Tenemos una visión para el bienestar bíblico? ¿Deseo algo mejor, diferente que el cansancio y la sobrecarga que veo a mi alrededor?

Adolescentes

Conectados. Es la única forma de vida que hemos conocido. Los valores de la vida están siendo moldeados por los teléfonos celulares. ¿Qué preguntas hay que hacer? ¿Qué está en juego? ¿Cómo viviremos? ¿Qué dará forma a nuestra alma?

Niños
¡Gurús del juego! Cajas. Burbujas. Pelotas. Mariposas. Que podamos como adultos, nutrir en ti el poder del juego, para que juntos podamos volver a descubrir cómo reír y amar de nuevo.

Directores de campo
Estamos en una posición única para abrir una puerta para que el Cuerpo de Cristo reconozca la santidad del espacio sagrado, el lugar y el ritmo a través de un ministerio de retiro, más específicamente, un retiro personal. ¿Cruzaremos el umbral nosotros mismos y mantendremos la puerta abierta para aquellos a quienes estamos preparando para servir?

Los Tutores de Niños con Necesidades Especiales y los de la Tercera Edad
Tenemos el privilegio de amar a las personas que necesitan más, toman más y dan más de lo que la mayoría jamás sabrá. Estas labores de amor son asombrosas y están llenas de tesoros. Reconocer el descanso, el respiro y el retiro como prioridades estratégicas es un cambio de paradigma que da vida y nos posicionará para prosperar a través de temporadas intensas de amor a toda velocidad.

Adultos mayores
Mirando en el espejo retrovisor de la vida, éste es un tiempo precioso y bien gastado, pero el Señor no ha terminado con nosotros. Tenemos dones para compartir, talentos para usar, pasiones para expresar. No podemos contentarnos con la autocomplacencia del sueño americano. Dios tiene más en mente para nosotros.

Los que están en Crisis
Dos denominadores comunes en la vida son la crisis y la angustia. Estos vienen envueltos de cientos de maneras a través de mil eventos y cargas diferentes. No importa nuestra angustia, enfrentar la decepción (moderada a aplastante) es una parte del proceso, ya sea la asombrosa pérdida de amor, control, dignidad, esperanza o todo lo anterior. Aprender a *descansar bien* crea un margen en nuestras vidas, lo que nos permite el tiempo que necesitamos para sufrir, sanar y crecer.

¿Te ves en esta lista? Yo sí. En cada uno de ellos.

Entonces, ¿Quién Soy Yo?

Mi nombre es Brenda. Soy hija de Dios, la fundadora y forjadora de *Esfuérzate Mucho. Descansa Bien.* y mamá de una familia de siete. Mi camino hacia los ritmos de descanso comenzó cuando estaba soltera, despegó durante los primeros años de matrimonio, se descarriló cuando los tres primeros niños llevaban pañales y luego, con el tiempo, se estableció firmemente cuando pasamos de la vida con niños pequeños a una vida con los adolescentes. Vivo una vida ordinaria con un Dios extraordinario.

Mi esposo, Tim, dirige un campamento cristiano y un centro de retiros en el noreste de Indiana. Tenemos cinco hijos, un equipo loco de algunos de los mejores y más fuertes de Dios. Cuatro de nuestros niños tienen necesidades y desafíos médicos significativos. Conocemos las alegrías de la adopción. Nuestra vida es rutinariamente impredecible. Es un paseo salvaje en el mejor de los tiempos. A través de él, a pesar de ello, y debido a ello, somos refinados por el fuego y sujetados firmemente por la gracia. Nuestros hijos son la razón por la que estoy comprometido con los ritmos intencionales de descanso. Yo no estaría aquí sin estos ritmos, ni ellos tampoco. Todos estaríamos enterrados seis pies debajo.

Abogo por el descanso. Capacito a las personas para redescubrir el poder y el propósito del ritmo y el descanso para que podamos ser más apasionados y preparados para estar activos en la obra de Dios en la tierra. Vivo en las trincheras, deseando que el trabajo continuo de Dios se libere completamente en mi vida. Mi compromiso con el descanso es impulsado por un deseo propio de vivir y amar con alegría y deleite. Únete al viaje. Es una aventura y una invitación a la vida que Dios quiere que vivamos.

Hazlo Tuyo

¿Con cuáles grupos arriba te identificas más fácilmente en esta temporada de tu vida?

1 | Descanso 101

Día 1 Cultura y Ritmo

Día 2 Precio

Día 3 Obstáculos

Día 4 Culpa 101

Semana 1 - Descanso 101

Cultura y Ritmo
Día 1

Nuestra cultura no promueve, alienta ni provee para la sustentabilidad. Tres dinámicas entran en juego en la mentalidad occidental: Trabajamos duro. Nosotros jugamos duro. Experimentamos una sobredosis de casi todo lo que tenemos a nuestro alcance.

Trabajamos Duro (Esforzamos Mucho)
La ética puritana del trabajo ha dado forma a la cultura estadounidense. Somos personas que aplauden la productividad. ¡No hay nada de malo en esto, en absoluto! Es una cualidad excepcional, una que busca combinar creatividad, visión y resistencia para construir grandes cosas. Simplemente no podemos hacerlo a un ritmo que desmantele las prioridades que estimamos. Debe haber límites establecidos que sean respetados y valorados. Nuestro trabajo, y nuestro descanso, dependen de ello.

Jugamos Duro (Descansamos Bien)
Por falta de una sólida comprensión bíblica del reposo, hemos llegado a definir "reposo" como "juego". Disfrutar de los pasatiempos favoritos (baloncesto, cocinar, correr, películas, etc.) es una parte del descanso, sin duda, pero no es lo esencial. El entretenimiento y las redes sociales dominan el panorama de nuestro tiempo y nuestras vidas. Es un agujero negro, que traga a la gente desprevenida a su vórtice. Saber cómo y cuándo jugar es vital para nuestra salud y bienestar, pero aprender cómo y cuándo descansar también lo es.

Descanso. ¿Qué es?
El descanso es un tema importante que adorna las páginas de la Palabra de Dios, sin importar lo poco que esté adornando nuestras vidas; pero ¿qué aspecto tiene?

El descanso se entiende mejor en términos de ritmo. La Biblia destaca cuatro ritmos de descanso y restauración. Estos cuatro ritmos crean un marco para que construyamos la vitalidad y la sustentabilidad en el núcleo de nuestro ser. Son simples, obvias y orquestadas divinamente, pero rara vez se ven como un todo colectivo. Al no tener mentores en la arena del descanso, estos cuatro ritmos me han dado un *modelo* y el *método* del descanso.

Ellos responden preguntas importantes que raramente hacemos. ¿Qué es el descanso? ¿Cómo se ve? ¿Qué crea y logra en mi vida?

Estos cuatro ritmos, vistos como un paquete, identifican cuatro necesidades críticas que nos definen como seres humanos. Dios es infinito y nosotros no. Tenemos límites y Él no. Reconocer nuestras necesidades y límites es un primer paso crucial. Nuestra capacidad física tiene límites para enfrentar las demandas y oportunidades que tenemos ante nosotros. También hay límites emocionales, espirituales y relacionales para esas mismas tareas y sueños.

Nuestros tanques se secan. Esto no es pecado, esto es humanidad, como Dios lo planeó. Nuestras necesidades, cuando son reconocidas y honradas, crean una profunda dependencia de Dios. Esta dependencia definirá quiénes somos y nuestro impacto en el Reino. Cuando abrazamos esta dependencia, nos elevamos a grandes alturas. Si exigimos independencia, resistimos límites y rechazamos los ritmos restauradores, nos estrellamos y quemamos. Para algunos será un espectáculo público, pero para la mayoría, será una muerte personal, dolorosa y solitaria.

Los ritmos que vemos en la Palabra de Dios satisfacen nuestras cuatro necesidades básicas de descanso: Físico, emocional, espiritual y relacional.

Los dos primeros ritmos son visibles en toda la Biblia. Sin embargo, hacen su estreno en el relato de la Creación en el Antiguo Testamento: el sábado y el sueño.

Los otros dos ritmos, también visibles a lo largo de las Escrituras, se ven claramente en los cuatro relatos del Evangelio del Nuevo Testamento. Fueron modelados por Jesús cuando caminó en esta tierra: quietud (oración personal) y soledad (retiro personal).

Cuatro ritmos de restauración salen a la superficie a medida que exploramos el poder y el propósito del descanso.

Ritmos Diarios

Dormir

El sueño es un ritmo diario establecido en la creación. Diseñado para **refrescarnos** (en una manera que apenas estamos empezando a comprender completamente), satisface nuestra necesidad *física* de descanso. Nuestra expedición a los ritmos de descanso nos ayudará a reconocer y honrar el hecho de que nuestra necesidad de dormir no es un defecto de diseño.

Quietud (oración personal)

La quietud es un ritmo diario resaltado a través de la vida de Cristo. Diseñado para **renovarnos**, satisface nuestra necesidad *espiritual* de descanso, un descanso destacado en el Salmo 62:5. "Alma mía, en Dios solamente reposa; Porque de él es mi esperanza."

Nuestra expedición a los ritmos de descanso nos ayudará a reconocer y honrar el poder del tiempo planificado y no planificado para la oración personal. *"Estad quietos, y conoced que yo soy Dios; Seré exaltado entre las naciones; enaltecido seré en la tierra."* Salmo 46:10.

"Estad quieto" es una pausa intencional en la Presencia de Dios.

Ritmo Semanal

Sábado

El sábado es un ritmo semanal establecido en la creación. Diseñado para **reponer,** cumple con nuestra necesidad *relacional* para reconectar con Dios y con nuestros seres queridos. Nuestra expedición a los ritmos de restauración nos ayudará a reconocer y honrar el sábado como una pausa deliberada e intencional de nuestro trabajo para "orar y jugar." Liberados de las demandas y cargas diarias, estamos en posición de celebrar plena y libremente nuestra relación con el Dios vivo y celebramos el amor que compartimos con aquellos que Él ha colocado en nuestras vidas. Es un día de deleite y devoción.

Ritmo estacional

Soledad (retiro personal)

La soledad es un ritmo intencional resaltado en la vida de Cristo. Diseñado para **rejuvenecer** y capacitarnos en lugares tranquilos fuera de los caminos trillados (que duran horas o días), satisface nuestra necesidad de descanso *emocional*. Nuestra expedición a los ritmos de restauración nos ayudará a reconocer y honrar el hecho de que el retiro personal es la búsqueda de Dios fuera del camino trillado, lejos de las demandas y distracciones de la vida cotidiana.

Hazlo Tuyo

¿Qué nos dice nuestra cultura sobre el trabajo, la diversión, y el descanso? ¿Estos valores honran a Dios?

¿Con qué ritmo de descanso te involucras con la mayor facilidad? ¿Con la mayor resistencia?

Los ritmos del descanso

Dormir

Guardar el Sábado (el Día de Reposo)

Quietud (oración personal)

Soledad (retiro personal)

El Precio
Día 2

Hay un precio a pagar por nuestro agotamiento crónico. Para algunas personas, es evidente en el aquí y ahora: alegría pasajera, relaciones fragmentadas, irritabilidad creciente. A veces viene y se va: episodios de noches sin dormir, depresión, enfermedad. Algunas personas parecen navegar a través de su sobrecarga, pero el precio es alto cuando mueren prematuramente, 5, 15 o 30 años antes de lo que deberían.

¿Cuál es el costo de su sobrecarga? ¿Vale la pena el precio?

Tres preguntas importantes me vienen a la mente cuando observo el estado de mi agotamiento.

¿Qué necesito?
¿Qué quiero?
¿Estoy dispuesto a pagar el precio?

¿Qué necesito? mucho. El dentista me dice que *necesito* usar hilo dental. Mi doctor me dice que *necesito* perder 15 libras. El gobierno me dice que tengo *que* pagar mis impuestos. Mis hijos me dicen que *necesito* deshacerme de mis canas y llevarlos a 16 prácticas y actividades esta semana.

Dado que nuestras necesidades básicas de agua limpia, alimento, seguridad y refugio se satisfacen normalmente, la mayoría de mis *necesidades* son realmente una cuestión de *deseos*. Mis deseos son impulsados por:
1)   mi búsqueda de una recompensa
2) mi deseo de evitar consecuencias negativas.

Buscando la recompensa o sufriendo la consecuencia de usar el hilo dental (o no usar el hilo dental), hacer dieta y ejercicio o teñirme el cabello, aún no han subido a la cima de mi lista de *tareas pendientes*. Pagar impuestos no es una necesidad, pero busco evitar las consecuencias dolorosas, así que estoy dispuesto a pagar el precio de ver que se haga.

La verdadera pregunta detrás de las necesidades y los deseos en la sociedad moderna es: ¿Estoy dispuesto a pagar el precio?

Hay un precio a pagar por nuestro agotamiento.
Hay un precio a pagar por nuestra restauración.

El descanso no viene gratis. Requiere una revisión radical del pensamiento y las creencias. Exige una alteración de cómo se desarrolla la vida. El costo es alto. Es doloroso enfrentar la realidad de nuestros propios límites. Es brutal decepcionar a los demás y quizás, incluso más difícil decepcionarnos a nosotros mismos. Pero las consecuencias de no atender nuestras necesidades básicas de descanso son asombrosas. Las recompensas, sin embargo, están verdaderamente más allá de nuestra comprensión. Están fuera de este mundo, en más de un sentido.

El primer paso en el camino hacia el descanso y la restauración es un inventario y evaluación muy cortos. James A. Garfield dijo una vez: "La verdad te hará libre, pero primero podría hacerte miserable." Este inventario es corto. Muy corto. Odio las pruebas. Odio el tiempo que toman. También reconozco la *ansiedad ante los exámenes*. Cuando realizo una prueba, sé lo que está buscando un inventario, por lo que los resultados auténticos se pueden sesgar fácilmente. He tenido esto en mente, en caso de que seas como yo.

Evaluación

¿Estás feliz? (Gozoso, sí. ¿Pero te ríes? ¿Te diviertes? ¿Puedes ser juguetón?)

¿Eres sano? (¿Tienes hábitos que te conducen a la buena salud?)

¿Eres santo? (¿Estás creciendo? ¿Qué pasa con el domino propio, la paciencia, la bondad, el amor…?)

¿Estás completo? (¿Hay alguna brecha entre tu mundo público y privado? ¿Tus relaciones claves están sanas, fuertes, y madurando?)

La verdadera clave para esta evaluación de cuatro preguntas es dársela a alguien que te conozca bien. Puede darte una evaluación más precisa (aunque dolorosa). También podría lanzarte una conversación muy intrigante. ¿Te atreves? Dale una oportunidad.

Inventario

Pon una palomita delante de cada enunciado que sea 100% verdadero. Esta es una foto instantánea de tu vida hoy, no por todo el tiempo y la eternidad. Te da información sobre esta temporada específica de tu vida. No te etiqueta ni te define. Es una instantánea. Sé honesto.

1. _____ En las últimas cuatro semanas, he disfrutado de cuatro días de descanso, días que fueron refrescantes y sin preocupaciones.

2. _____ La semana pasada tuve cinco noches de sueño de 7 a 8 horas de duración.

3. _____ Experimento la Presencia de Dios regularmente en devociones personales.

4. _____ Tomé un día completo de retiro personal en los últimos seis meses.

5. _____ La semana pasada disfruté de cuatro noches sin obligaciones y fuera del hogar.

6. _____ Tomé todas mis vacaciones el año pasado.

_____ **Total de palomitas**

Puntuaciones

Puntuación: 0-3: Te estás ahogando en un tanque de agua, ya sea que te des cuenta o no. Hay una mejor manera. Se encuentra en el ritmo de *Esfuérzate Mucho. Descansa Bien.* Un cambio de paradigma debe tener lugar en tu corazón. El descanso no es un signo de debilidad. Es un regalo, una gracia, un ritmo de vida para quienes se entregan todo, incluyendo el tiempo que toma descansar. La vitalidad de tu ministerio, el bienestar de tu alma y la salud de tu familia dependen de ello.

Puntuación: 4 - Estás familiarizado con los aspectos rejuvenecedores del descanso y la renovación ("¡Bien hecho, buen siervo y fiel!"), Pero las brechas permanecen. Sabes cómo correr duro y eres consciente de lo que significa descansar bien. Ahora echa un vistazo a tus reservas físicas, emocionales, espirituales, y relacionales. ¿Cuáles son tus puntos fuertes? ¿Dónde puedes mejorar? Expande tus horizontes. ¿Qué necesita atención? Explora cómo "descansar bien", esto traerá nuevos aires de vitalidad.

Puntuación: 5-6 - ¡Ah! Los ritmos de descanso que dan vida están establecidos en tu vida. Has adoptado los caminos de Dios y no del mundo. El fruto del bienestar es tuyo para que lo disfrutes y lo transmitas a los demás. Mantén el rumbo. Tu vida es una cartelera andante. Sé intencional al compartir la historia de tu viaje hacia los ritmos de descanso. Tienes una gran oportunidad para iluminar el camino.

Descanso. ¿Lo necesitas? ¿Lo quieres? ¿Estás dispuesto a pagar el precio que requiere?

Esta semana, ¿estaría dispuesto a aceptar el desafío de reservar un bloque de tiempo (de dos a tres horas) para descansar? El único requisito de este tiempo es hacer algo que te deleite. Sal. Apaga tu teléfono. Libérate de todas las demandas. Gasta tu dinero en una taza especial de café. Sal con un amigo. Haz una cita con tu almohada. Da un paseo. Entra en este tiempo libre de culpa. Planea para ello. Anticípalo. Cuídalo. ¿Por qué?

Porque el descanso es santo.

Lo primero que Dios llamó santo no fue Él mismo, no el acto de adoración, o el esplendor de la creación. Lo primero que Dios llamó santo fue el tiempo apartado para descansar (Génesis 2:3). Cuando elijo descansar, estoy participando en lo que Dios llama santo.

Descanso. ¿Lo necesitas? ¿Lo quieres? ¿Estás dispuesto a pagar el precio para ello?

Hazlo Tuyo

¿Qué tan difícil o fácil fue ser honesto con su inventario y evaluación?

¿Altera Génesis 2:3 tu opinión sobre el descanso?

Obstáculos
Día 3

Enterrada en la mentalidad colectiva de la cultura occidental y en lo profundo de nuestros corazones, está la noción de que el descanso no es una actividad para los que mueven y sacuden este mundo. El descanso no es para los vibrantes y apasionados, sino para los decrépitos que viven en "hogares de descanso" y para los muertos a quienes alentamos a "descansar en paz".

Aún así, todos podemos atestiguar que hay una necesidad muy real de descanso. Nos golpea con una fuerza aplastante. Así que coqueteamos con el descanso. Entretenimiento y escape encabezan la lista. El entretenimiento se compone de actividades socialmente aceptables como TV, películas, eventos deportivos, compras, juegos, redes sociales, etc. Estas actividades pueden ser parte del descanso, cuando se disfrutan con moderación. Con demasiada frecuencia, sin embargo, son el único beneficiario de nuestra atención. En dosis excesivas, estas actividades no son honradas por Dios y no se refrescan, recargan ni rellenan.

Escapar es otra cosa. Estas actividades, a menudo adicciones, son socialmente inaceptables para la mayoría de los estándares. Hay una oscuridad para escapar. Estas actividades a menudo se realizan en secreto y nos atrapan en sus garras. Al final, nos dejan vacíos y tambaleándose, desentrañando todo lo que apreciamos.

¿Por qué el entretenimiento y el escape obtienen lo mejor de nuestro tiempo "libre"? Porque no tenemos una *teología del descanso*. Esta falta, esta pérdida, esta brecha, nos hace recurrir a la *definición de descanso* esculpido y creado por el mundo, una definición centrada en el entretenimiento y el escape.

¿Cuál es tu definición de descanso? ¿Alguna vez has pasado tiempo pensando en eso?

Cuando profundizamos un poco más, debemos explorar los factores que *influyen en* nuestra definición de reposo.

Hay seis cosas que nos influencian, y mucho:

1. **La Ética de Trabajo Puritana:** América se fundó en un valor de trabajo. Ha sido cincelado en el núcleo de nuestro ser. El trabajo duro y las recompensas retrasadas construyeron una economía fuerte y creciente durante los últimos doscientos años. Este valor del trabajo se ve en nuestras ideas relativas a las vacaciones. Muchos estadounidenses están entusiasmados por alejarse por un largo fin de semana. Por otro lado, muchos europeos

valoran las vacaciones que duran dos, tres, cuatro semanas de duración. Diferentes modos de pensar. Valores diferentes.

2. **Vida en el Hogar**: ¿Tus padres valoraban mucho el trabajo y los logros? ¿O tenían un enfoque más relajado de la vida? Hay una buena posibilidad de que sus valores se te contagien. Se atrapa más de lo que se enseña. También es muy probable que, si tus padres valoraban el trabajo duro, tu sentido de autoestima podría depender de tu sentido de logro. ¿Es eso cierto para ti?

3. **Tu Personalidad:** Estamos programados desde el nacimiento; hechos maravillosamente complejos. ¿Se te conoce más (no exclusivamente) por ser "responsable y organizado" o "amante de la diversión, relajado e imaginativo"? Ambas tendencias tienen dones únicos para ofrecer al mundo del trabajo y el descanso. Naciste con una inclinación natural. Entender esa inclinación y las convicciones profundamente arraigadas que genera es un trabajo importante en el camino de aprender a *esforzarte mucho y descansar bien*.

4. **La Iglesia**: La iglesia nos enseña a amar, servir, perdonar, diezmar y orar, pero ¿alguna vez se te ha enseñado a descansar y a descansar bien? Es un área donde la iglesia queda dolorosamente corta. El descanso no es valorado, priorizado o modelado por nuestros líderes y mentores. Pocos toman este camino menos transitado, así que vagamos en el desierto cansados y desgastados.

5. **Nuestro Desprecio y Desprecio por los Límites:** Mindy Caliguire, fundadora de *Soul Care*, nos recuerda que nuestro "rechazo a vivir dentro de nuestros límites 'diseñados por Dios' es la raíz de muchos males en nuestras vidas." Aquí está mi cita favorita de ella:

> *Con frecuencia, mi calendario revela que deseo ser más de lo que soy. Al programar mi agenda no siempre soy realista acerca de los límites de mi tiempo o energía. Y como resultado, mi yo 'enmascarado' (yo sobrehumano), que no quiere decepcionar a los demás o desea parecer más capaz, dice "sí" a demasiadas cosas. Mi yo "enmascarado" ha aceptado algo que mi yo real no puede sostener. Este tipo de rechazo a vivir dentro de mis límites "diseñados por Dios" es la raíz de muchos males en mi vida, creando para mí una vida inmanejable a un nivel mucho más profundo como el tratar de guardar las apariencias.*

Ahora tenemos que preguntarnos: "¿Considero que mi necesidad de descanso y reposición es un defecto de diseño?" Es una de las preguntas más importantes que he tenido que plantearme y que he tenido que hacer a otros más de una vez.

6. **El Mito de un Mañana más Tranquila:** Todos lo hemos dicho. Todos lo creemos. "Voy a tomar un descanso cuando... este proyecto concluya... cuando los niños vuelvan a la escuela... cuando se acabe la navidad... cuando el verano haya terminado... "Tratamos de convencernos de que al final de" esta locura, este ritmo implacable" está a la vista.

Pero esa esperanza permanece para siempre en el horizonte, eternamente fuera de nuestro alcance.

Descanso. Una definición que he llegado a vivir es muy simple. *El descanso es hacer aquello que refresca.* Esta idea fue plantada por Dios en mi corazón a través de Moisés en Éxodo 23:12 (NVI). Resuena en lo profundo de mi ser.

Seis días trabajarás, y al séptimo día reposarás, para que descanse tu buey y tu asno, y tome refrigerio el hijo de tu sierva, y el extranjero.

Hazlo Tuyo

¿Cuál es tu definición de descanso? ¿Cómo se ve el descanso en tu vida?

¿Qué obstáculos se interponen en tu camino? Las realidades externas desempeñan un papel (sin duda), pero ¿con qué frecuencia nos obstaculizan las creencias internas y cargos adquiridos? ¿Qué papel juegan estos en tu inquietud?

Culpa 101
Día 4

En los últimos meses de su vida, conocí a una mujer llamada Kathryn, esposa y madre de dos jóvenes encantadoras. Kathryn estaba luchando contra el cáncer de colon. Las dos fuimos recién llegadas a un estudio bíblico el domingo por la mañana. Su familia era nueva en Indiana. Mi familia era nueva en la iglesia. Se me hizo cautivante la manera que Kathryn manejaba la vida. Quería conocerla, pero tenía dudas. ¿No estaría ella muy ocupada?

"Kathryn, ¿podríamos almorzar algún día?"

"Oh, Brenda, me encantaría. Por primera vez en mi vida, soy una persona con tiempo."

Mi sorpresa por el uso de sus palabras, " *Soy una persona con tiempo* " debe haberse registrado en mi cara. Ella sonrió cálidamente y puso su mano en mi brazo. "Finalmente tengo tiempo para todo lo que realmente importa."

¿Eres una persona con tiempo - tiempo para todo lo que realmente importa?

Esfuérzate Mucho. Descansa Bien. es un ministerio diseñado para alentar a las personas a explorar el uso del tiempo. Tiempo para trabajar. Tiempo para descansar.

¿Por qué descansar?

Claridad. Mi amiga Kathryn entendió, con claridad, el propósito de su vida. Esa comprensión trajo energía, alegría y enfoque a sus días. Estos regalos pueden ser nuestros, pero con demasiada frecuencia la culpa se interpone en el camino. Es un obstáculo de proporciones monumentales. En la devoción del Día 3, mencioné seis obstáculos para descansar. La culpa es # 7. La culpa desmonta rutinariamente nuestro descanso. La culpa difunde rutinariamente nuestro llamado, interrumpiendo la claridad y el enfoque.

Como personas atentas, dotadas y receptivas, somos conscientes de las *necesidades* y nos sentimos atraídos por las *oportunidades*. Para algunos de nosotros, las necesidades de otros y la gran cantidad de oportunidades de oro que tenemos ante nosotros brillan como luces de neón. Obligados a responder, terminamos tirando en muchas direcciones, extendiéndonos demasiado, y comprometiéndonos con más de lo que podemos manejar.

¿Te identificas?

La culpa es una fuerza impulsora detrás de gran parte de nuestro agotamiento. Una historia extraordinaria sobre la culpa se encuentra en el primer capítulo de Marcos. No noté su mensaje durante los primeros 40 años de mi vida, pero actuará como un timón para los próximos 40.

Jesús visitó la casa de Simón, donde su suegra estaba enferma en la cama. Jesús la sanó y la noticia se difundió rápidamente (Marcos 1: 29-38). Esa noche todo el pueblo se reunió en su puerta. Jesús ministró a cada uno tarde en la noche. Al levantarse temprano a la mañana siguiente, Jesús se escabulló a un lugar tranquilo para estar a solas con su Padre. A medida que salía el sol, una nueva tanda de personas se reunía en la casa. A medida que pasaban los largos minutos, la frustración crecía entre la gente. Un grupo de discípulos fue enviado a buscar a Jesús. Cuando lo encontraron, anunciaron: "*¡Todos te buscan!*" ¿Puedes escuchar la intención de inculcar culpa? Yo sí.

Las personas que le esperaban en la casa tenían necesidades legítimas y un verdadero deseo de conocer a Jesús. Sin embargo, escucha la respuesta de Jesús. *"Vamos a otro lugar..."*

¡¿Qué?! ¿Eran personas reales con necesidades reales y Jesús iba a darles la espalda?

Sí.

Por más dolorosa que sea esa verdad, Jesús se negó a sentirse culpable. Jesús eligió, en cada paso del camino, ser guiado por el Espíritu. El *"sí"* santo de Jesús al plan de Dios para esa mañana significaba un *"no"* terrenal para personas reales con necesidades reales.

¿Estaban esas personas decepcionadas? sí. ¿Devastadas? probablemente. ¿Dios los dejó afuera en el frío? por un momento. No sé cómo, cuándo o dónde, pero Dios en toda su soberanía tenía un plan para sus vidas: planes para sanar, restaurar. Tal vez ese momento se iba a desarrollar tres horas más tarde, tres meses más tarde o 30 años más tarde. No lo sé. Pero Dios lo hizo. ¿Confiarás en él?

Jesús lo hizo.

¿Por qué descansar?, ¿por qué escabullirse a una ladera tranquila para ver la salida del sol?, ¿por qué programar un día con tiempo libre en mente?, ¿por qué dar un paseo?, ¿por qué tomar un descanso? Porque la claridad nace en la calma. Este relato de la vida de Jesús nos recuerda que la claridad proviene de tiempos tranquilos fuera del camino ruidoso.

Esta semana, cuando surja una necesidad o cuando se presente la oportunidad de llamar a tu puerta, considera estas tres sugerencias:

1. Detente. Niégate a responder en el acto. Responde: "Te respondo al rato." Luego ora y escucha cuidadosamente. Si vives con poco margen, cualquier *sí* exigirá un *no* a algo, ya sea que lo desees o no. ¿Qué será eso? enfrenta la verdad.
2. Conoce tu misión para la temporada de vida que ahora estás viviendo. Nómbralo. Reclámalo. Sé increíblemente sensible y ora por cualquier *sí* fuera de lugar.
3. Siguiendo el ejemplo de Jesús, recuerda que decir *sí* o *no* requiere la dirección del Espíritu Santo. Se necesita convicción, visión y resistencia, pero produce gozo, confianza y una obra de Dios, que supera con creces la culpa impulsada por el *sí que* estamos propensos a dar.

¿Por qué descansar?

El llamamiento de tu vida depende de ello. El mío también.

Hay mucho más que explorar sobre este tema, pero el primer paso es sobre la elección. ¿Me conducirá la culpa o el Espíritu Santo?

Hazlo Tuyo

La culpa es continua o, mejor dicho, quitando porciones de tu alegría y corazón. ¿En qué medida es la culpa un factor en tu vida?

¿Cómo y cuándo se le da rienda suelta al Espíritu para esculpir tus *sí* y tus *no*?

Conexiones
Semana 1

Comparte un punto alto de esta semana.

¿Puedes enumerar los *4 ritmos de descanso*? ¿Cuál de ellos te resulta más natural? ¿Cuál es el más desafiante?

¿Qué aprendiste de la evaluación y el inventario sobre ti mismo?

¿Qué obstáculos de descanso te distraen más?

¿Eres una persona que hace tiempo para lo que importa?

¿Eres una persona impulsada por la culpa? ¿Guiada por el espíritu? ¿Cómo habla el primer capítulo de Marcos a tu vida?

Palabras Finales

Lee Jeremías 2:13.

Toma un minuto para orar y reflexionar o unos pocos minutos para escribir tus pensamientos.

Ahora lee Jeremías 2:23 y 6:16. Lee Jeremías 6:16 una vez más, pero omita la última oración.

Comparte tus pensamientos.

Cierra en un tiempo de oración.

2 | Sueño

Día 5 Configuración Predeterminada

Día 6 El Plan

Día 7 Sueño

Día 8 Definición de Cordura

Semana 2 - El Sueño

La Configuración Predeterminada
Día 5

Estrés. Odio esa palabra. Se levanta y me da una bofetada en la cara. Fuerte. Me recuerda que no estoy en control.

Anhelo enfrentar la vida con gracia, firmeza y determinación. Sin trabas. Libre. Pero con demasiada frecuencia, ya sea que el mundo lo vea o no, el estrés de la vida me derriba.

Está bien. El estrés no es en realidad el enemigo. El cortisol sí.

El cortisol es una hormona producida en nuestras glándulas suprarrenales. En circunstancias normales nuestro cuerpo regula un ciclo diario de cortisol. Bombea los niveles más altos en la mañana para prepararnos para el día siguiente. Toca un mínimo cuando nos preparamos para dormir, preparando nuestros cuerpos para la dulce tierra del sueño.

El cortisol también se conoce como la "hormona del estrés". Nuestros cuerpos liberan una dosis extra de cortisol cuando surge una situación llena de tensión (un evento de lucha o huida). Una liberación a corto plazo de cortisol extra tiene un impacto positivo en el cuerpo. Mejora la memoria, reduce nuestra sensibilidad al dolor y aumenta la energía y la resistencia. En resumen, una dosis rápida de cortisol es un caballero con armadura brillante.

La sobreexposición prolongada al cortisol ya sea un goteo constante o una manguera de fuego implacable, es un dragón que respira por nuestra espalda. Los efectos chocan y destruyen.

1. El cortisol daña nuestro cerebro y destruye nuestra memoria. Nos prepara para el Alzheimer.
2. Suprime nuestro sistema inmunológico, haciéndonos vulnerables a enfermedades leves, como otras que alteran la vida.
3. Causa estragos en nuestro estado de ánimo, nuestra capacidad para ser pacientes, autocontrolados y amables.
4. Nos hace ganar peso. Aumenta la ghrelina, la hormona que crea la sensación de hambre. Disminuye la leptina, la hormona que nos permite sentirnos satisfechos después de comer. No es una buena combinación.
5. Nos prepara para la diabetes, la depresión, la presión arterial alta y la osteoporosis.

6. Sabotea nuestro sueño.
7. Daña las células de nuestro cuerpo y acorta nuestra vida.

¿Dónde sientes el mayor efecto del cortisol? ¿Tienes unos kilos de más, fatiga crónica, gozo pasajero, noches inquietas, o con problemas para concentrar o pensar?

Todos tenemos una *configuración predeterminada* cuando se trata del estrés y el impacto de la sobreproducción de cortisol.

1. Cafeína: La tragamos de muchas maneras.
2. Carbohidratos: Anhelamos el "impulso cerebral" temporal que obtenemos de nuestros bocadillos favoritos.
3. Píldoras: Tomamos todo tipo para el dolor, el sueño, la presión arterial, la depresión, la ansiedad (Por favor, no leas entre líneas. Le agradezco al Señor por los medicamentos recetados. Es una parte del plan de curación de Dios. Sin embargo, hay ocasiones en que preferimos tragar unas pastillas que luchar para obtener salud y sanidad.)
4. Baches: Nos derrumbamos, permitiendo que se formen rutinas y hábitos poco saludables, mini vicios que proporcionan una solución rápida.
5. Los Estados de Ánimo: Despotricamos y deliramos, hacemos pucheros y nos quejamos.

Todos tenemos nuestra *configuración predeterminada*: nuestro conjunto personal de hábitos poco saludables y saludables para enfrentar el aluvión de tensiones y demandas diarias. Nuestros hábitos poco saludables intentan aliviar lo que nos aqueja, pero la mayoría son miopes, causando más dolor y pérdida a largo plazo.

Hazlo Tuyo

¿Dónde sientes el mayor efecto del cortisol?

¿Cuál es tu configuración por defecto? ¿Romanos 7:15 suena verdadero? *"No entiendo lo que hago. Pero lo que quiero hacer, no lo hago, pero lo que odio lo hago."*

¿Cuál fue tu configuración predeterminada hace cinco años?, ¿hace diez años?, ¿qué te gustaría cambiar al respecto?

Orar, no para ser cambiado, más bien para ver honestamente y con claridad. También para estar abierto al proceso de cambio que Dios quiere iniciar.

Plan de Ataque
Día 6

El estrés no es nuestro enemigo. El estrés es bueno, saludable y necesario. El culpable es el cortisol y nuestra incapacidad para reconocer cuando hay demasiado. Es el bandido enmascarado que nos roba más de lo que podemos imaginar.

Aquí hay algunas estrategias sorprendentemente fáciles, sin estrés y saludables para tratar con demasiado cortisol.

1. **Respira.** Los estadounidenses son famosos por la respiración superficial y anémica. Solo unas pocas respiraciones lentas y profundas activan el nervio vago cada vez. Esto indica al sistema nervioso que reduzca la frecuencia cardíaca, lo que a su vez ayuda al cuerpo a recuperarse de una sobredosis de cortisol. Pon notitas alrededor de la casa u oficina recordándote que "*¡Respires!*" O programe un temporizador en tu teléfono celular. La hora de acostarse y las luces rojas son excelentes lugares para practicar. Los expertos nos dicen que hay un arte para respirar bien. Comienza por exhalar por la boca. Luego respira lentamente por la nariz. No vayas demasiado lento o demasiado rápido. Respira a un ritmo normal, solo asegúrate de que sea profundo. A la altura de tu respiración profunda, haz una pausa de uno o dos segundos. Trate de usar sus músculos abdominales y si está sentado erguido, no permita que sus hombros se levanten. Asegúrese de que estén relajados. Cinco a diez respiraciones profundas te servirán bien.

2. **Hidrata.** La deshidratación leve aumenta nuestra fatiga y nuestra irritabilidad. Bebe un poco de agua. Luego un poco más. La mayoría de los estadounidenses sufren de niveles leves de deshidratación todos los días. ¿No te gusta beber? usa un popote. Tomas más líquido con un sorbo rápido de un popote que con un sorbo de una taza.

3. **Sostén y abraza.** Envuelve tus brazos alrededor de las personas que amas. Todos los días. El tacto humano reduce los niveles de cortisol. Sostener y abrazar a los bebés prematuros les da vida...y a casi todos los demás también. ¡Asimismo funcionan los besos!

4. **Quédate fuera.** Toma un paseo en coche. La mayoría de los estadounidenses pasan solo 14 minutos al aire libre todos los días. Y eso es simplemente una acumulación de las ráfagas cortas que pasamos caminando desde un edificio hasta nuestro automóvil y de regreso. Este reductor de

cortisol simplemente nos anima a hacer una pausa y prestar atención. Siente la brisa, la lluvia, el sol. Escucha a los pájaros. Observa las nubes, un toque de color, la danza de las hojas o ramas en el viento. Luego tómate un momento para maravillarte. Y si ves una rosa, ya sabes qué hacer...¡para y huélela!

5. **Sonreír.** Simplemente sonríe. (Ríe, también, en cada oportunidad que tengas). Una sonrisa genuina reduce su ritmo cardíaco incluso en situaciones estresantes y de multitareas. Imagínatelo. Entonces, muestra el brillo de esos dientes blancos nacarados a cada persona que conozcas. Si son menores de cinco años, agregue un guiño gratis.

6. **Dile gracias al Señor.** Cada noche. Agradece al menos por tres cosas. Sé específico. Ann Voskamp nos anima a hacer una lista de las mil cosas de que estamos agradecidos. Un año de gratitud va lejos. Comienza esta noche. Mejor aún, comienza ahora mismo.

¿Alguna vez has intentado cambiar tu *configuración predeterminada*? Haz un plan de ataque. Intenta seguir ese plan. No te rindas.

Respira. Hidrátate. Abraza. Sonríe. Di gracias.

Estás tomando grandes pasos en la dirección correcta.

Hazlo Tuyo

¿Qué actos simples para disminuir el cortisol son los más atractivos para ti?

Hazlo Tuyo

Dormir
Día 7

No podemos evadir muchos de los factores estresantes en nuestras vidas: fechas límite que se avecinan, bebés malhumorados, deudas, adolescentes con problemas, caos médico. (Una varita mágica en este momento sería muy buena).

Pero podemos minimizar el daño del cortisol 24/7.

Se requieren dos pasos:

1. ¿Cuáles son las realidades objetivas de demasiado cortisol en su cuerpo?

    ¿Eres un gruñón?

    ¿Tienes problemas para quedarte dormido?

    ¿Estás ganando peso no deseado o no puedes quitarte lo que te gustaría perder?

    ¿Tu médico está preocupado por tu presión arterial, colesterol o azúcar en la sangre?

    ¿Estás enfermo con frecuencia o luchas contra una enfermedad autoinmune?

    ¿Es la alegría un ingrediente faltante en la ecuación de tu vida?

2. Nómbralo. Reclámalo. Y enfrenta al enemigo. Cortisol.

Disminuir la sobrecarga de cortisol en nuestro cuerpo disminuirá estas realidades feas y objetivas. ¿Es la única respuesta? No. Pero tiene un poderoso golpe.

Comencemos con el sueño. Vamos a explorar algunas acciones adicionales para ayudar a bajar el nivel de cortisol en nuestro cuerpo a partir del día 8.

Dormir
Cortisol causa estragos en nuestro sueño. El sesenta por ciento de los estadounidenses luchan contra el insomnio ocasional o regularmente. ¿Te agregamos a la cifra?

La falta de sueño es devastadora. Las personas que duermen menos de seis horas por la noche tienen un aumento del 50% de cortisol al día siguiente. Trabajar *arduamente* para obtener de siete a ocho horas de sueño reparador la mayoría de las noches te colocará mucho más allá en el camino hacia el descanso y la restauración.

Este pensamiento devocional no es un "consejo práctico" para dormir bien. Esa información está disponible en internet para que la explores. Es posible que incluso tengas que visitar a tu médico, especialmente si se trata de un problema crónico o si existe alguna preocupación sobre el síndrome de apnea. No lo ignores. Dale la atención que merece. Por favor.

El objetivo de este capítulo es que usted vea el valor del sueño. Es probablemente lo más importante que puede hacer para reducir los efectos dañinos de la sobrecarga de cortisol en su vida.

Si vives con poco margen, tomarte el tiempo para dormir es una de las cosas más productivas que puedes hacer. No es una pérdida de tiempo como algunos se inclinan a creer.

Prioriza el sueño, para ti y todos los miembros de tu familia. Consulta este artículo en *Reader's Digest*, marzo de 2015 https://www.rd.com/health/conditions/america-sleep-crisis/

¿Quieres dormir bien por la noche? Aquí hay algunos consejos sorprendentes.

- ▢ Usa calcetines.

- ▢ Quédate sin pantallas durante 60 a 120 minutos antes de acostarte. Las ondas de luz azul desmantelan la melatonina que tu cerebro intenta bombear para preparar tu cuerpo para una buena noche de sueño.

- ▢ Si te despiertas en medio de la noche, trata de comer algo de proteína antes de irte a dormir. Si el nivel de azúcar en la sangre baja demasiado en la noche, nuestras glándulas suprarrenales bombean un poco de adrenalina en un intento de despertarte... para comer (incluso si no sientes hambre).

- ▢ Cree una nueva rutina de sueño para Firuláis...que no incluya tu cama. Los dueños de mascotas que duermen con sus amigos peludos pierden más de lo que pueden pensar.

- ¡Haz un chequeo médico! Tomar ciertos medicamentos por la noche puede provocarte insomnio. Los bloqueadores beta son uno de esos medicamentos. ¡Investígalo!

- El síndrome de apnea. Revisa si eso puede ser un problema. No te demores. Puede quitar años a tu vida.

- Aumenta la recepción de GABA de tu cuerpo. Considere probar L-Teanina de 200 mg y/o té de manzanilla cada noche.

- ¿Preocupado por el mal humor de tus hijos, el aumento de peso, el rendimiento escolar? Asegúrate de que duerman de 8 a 10 horas.

Hazlo Tuyo

¿Qué valor tiene el sueño en tu vida?, ¿lo priorizas? ¿lo descuidas? ¿luchas contra ello?

Si pudiste leer el artículo del *Reader's Digest* sobre el sueño desde marzo de 2015, ¿qué aprendiste?

Definición de La Cordura
Día 8

La definición de locura ha contribuido a alterar las decisiones que tomo en mi vida en varias ocasiones. ¿Sabes qué es?

La definición de locura es *" hacer lo que siempre has hecho, pero esperar resultados diferentes "*. ¿Alguna vez has caído presa de ese pensar? La idea se remonta al *Texto básico de Narcóticos Anónimos* (1983). Estoy en deuda con esta idea. Me ha dado una pausa más de una vez, especialmente en el campo de la sobrecarga de cortisol.

Conseguir siete a nueve horas de sueño cada noche es un cambio radical, pero hay otros compromisos que pueden marcar el comienzo de una nueva medida de cordura en tu vida. La primera lista abajo solo requiere unos minutos de tu tiempo. El segundo requiere una mayor inversión de tiempo. El tercero es una lista que debemos considerar seriamente. Nada difícil, solo ricas recompensas.

¿Sabes que nuestros cuerpos son fábricas químicas? Todas estas sugerencias para bajar el nivel de cortisol tienen ciencia sólida detrás de ellos. Cada uno desempeña un papel en la mejora de la capacidad de nuestro cuerpo para bombear hormonas calmantes o disminuir el flujo de cortisol y adrenalina. Dales una oportunidad.

Lista # 1

1. Sal intencionalmente. Cinco minutos simples y tranquilos afuera mejoran el bienestar de las personas que luchan contra la depresión en todos los ámbitos. Fue un hallazgo asombroso. Establece un temporizador. Ve. Sal fuera. Busca la luna. Mira un pájaro o un insecto. Escucha el viento. No te decepcionará. Todos los días por ocho semanas.

2. Ponte una hora para dormir por una semana. Si eres varón, comienza a alistarte 10 minutos antes de tu hora normal. Si eres mujer, hazlo una hora antes. Evalúa y repite. Siete horas adicionales de sueño cada semana le dará el equivalente a una noche extra de sueño. Puedes terminar sintiéndote como un millón de dólares.

3. Beba toda la cafeína que desee, antes de la 1 pm.

4. Asegúrate de que todos tus bocadillos tengan algo de proteína. Si un bocadillo contiene solo carbohidratos, la

caída del azúcar te deprimirá. (La regla de salud se aplica a las comidas, especialmente al desayuno.)

5. Toma una siesta de 10 a 20 minutos. Haz algo de respiración profunda mientras estás en ello.

6. Daniel oró tres veces al día. Sé un Daniel. Fácilmente olvidamos que Dios está cerca, atento, todopoderoso, compasivo. Su presencia hace una diferencia.

7. Abraza. La calidez del contacto sostenido nos pone en la vía rápida de reducción de cortisol.

8. Lee la *Oración de* la *Serenidad* dos veces al día: "Dios me conceda la serenidad para aceptar las cosas que no puedo cambiar; el valor para cambiar las cosas que puedo; y sabiduría para reconocer la diferencia." (Reinhold Niebuhr 1892-1971)

9. Tardes. Crea y cuida unas noches tranquilas en casa. Márcalas en tu calendario. No sientas culpa cuando algo más sale. Simplemente responda: "Lo siento, tengo un compromiso previo con la cordura".

Lista # 2

1. Aprende el arte del masaje en la espalda. Dalos, recíbelos. En las manos. los pies, las orejas, el cuero cabelludo, la cara, el tacto es algo muy poderoso.

2. ¿Te desanima lo poco que logras terminar cada día? Ese hecho aumenta la producción de cortisol. Aprovecha tu tiempo para avanzar en un proyecto. No permita distracciones digitales. Sin correo electrónico. No hay llamadas telefónicas. Sin Facebook. Sin Whatsapp. Sin Twitter. Algunas compañías de ingeniería más grandes reconocieron que la productividad disminuía entre los trabajadores, pero las horas de trabajo aumentaban. Los tiempos obligatorios de "silencio o sin tecnología" aumentaron la productividad y redujeron las horas de trabajo. Pruébalo.

3. Fuimos hechos para la comunidad. Muchos de nosotros estamos solos. Extiéndete a otros. Únete a un estudio bíblico en casa. Invita a un viejo amigo a almorzar.

4. ¿Llevas una carga pesada de heridas pasadas? Haz lo que necesitas hacer para poner en marcha la sanidad. Las heridas no curadas se infectan. El daño del cortisol es

insidioso. Ve a Alcohólicos Anónimos. Encuentra un consejero. Echa un vistazo a un programa cristiano de 12 pasos. No estábamos destinados a hacerlo solos. Nunca.

Lista # 3

1. Dios nos creó para movernos. Hacer ejercicio 20 a 30 minutos la mayoría de los días es un tremendo reductor de cortisol. ¡Tremendo! Caminar es un gran lugar para comenzar. ¿No tienes 30 minutos? Camine durante 10 minutos por la mañana y 10 minutos por la noche. Invita a Dios a acompañarte. Sabemos que Él ha acompañado a otros en sus caminatas (Génesis 3:8).

2. ¿Es el ejercicio una de las últimas cosas en tu lista de "cosas por hacer"? Así me pasó a mí, especialmente cuando estábamos criando a nuestros hijos. Era un lujo de tiempo que yo no creía tener. Sabemos desde hace años que el ejercicio es bueno para el cuerpo, pero hay una gran cantidad de pruebas que indican que es incluso mejor para el cerebro. De hecho, pueda ser lo mejor que podemos hacer para mantenernos emocionalmente sanos y cognitivamente agudos. Este artículo de *New York Times Magazine* es absolutamente excepcional. ¡Disfrútalo! http://www.nytimes.com/2012/04/22/magazine/how-exercise-could-lead-to-a-better-brain.html?_r=0

3. Si el tiempo lo permite, consulta este artículo comprensivo del Center for Disease Control (Centro para el Control de Enfermedades) que habla sobre los beneficios de mover tu cuerpo. La lista es bastante sorprendente. http://www.cdc.gov/physicalactivity/everyone/health/index.html

Hazlo Tuyo

Echa un vistazo a las tres listas. Elige un destructor de cortisol-y persíguelo. Dile a un amigo. Pídele permiso para rendirle cuentas. Inténtalo por unos 21 días. Los expertos nos dicen que un buen período de tres semanas puede poner en movimiento las bendiciones de un nuevo hábito bueno.

Conexiones
Semana 2

¿Cómo se ve la sobrecarga de cortisol en tu cuerpo? ¿Qué efecto negativo te preocupa más?

¿Duermes lo suficiente para que sea un sueño restaurador?

- ¿Estás dispuesto a priorizarlo?

- ¿Qué tendrías que empezar a hacer o dejar de hacer para que el sueño sea una prioridad?

¿Cuáles de las posibilidades para eliminar el cortisol es más atractiva?

- Escríbelos. Pega la lista en el espejo de tu baño.

- Invita a tu familia y amigos a unirse a ti.

Comparte una historia de éxito. ¿Cómo, cuándo o dónde disfrutaste las simples bendiciones de una actividad para eliminar el cortisol esta semana?

Palabras Finales

Lee Proverbios 17:22 y Salmo 3:5 y Salmos 4:8.

Toma un minuto de oración silenciosa y reflexión, o unos pocos minutos para escribir en tu diario o bitácora.

Lee Proverbios 17:22 y Salmo 3 5 y 4:8 otra vez.

Comparte tus pensamientos.

Cierra con un tiempo de oración.

3 | Dia de Reposo

Semana 3 - Guardar el Sábado

De Suma Importancia
Día 9

Dios dice: "*Acuérdate* del sábado".
Yo lo olvido.
Se me olvida mucho.
Aunque este mandamiento recibe poca atención, es fácil de
"cumplir" según la mayoría de los estándares: ir a la iglesia.
Una o dos horas más tarde, nuestro deber está cumplido, nuestro
sábado se cumple.
La mayoría de nosotros ni siquiera sabemos lo que nos estamos
perdiendo.
Para combatir mi tendencia de olvidar, he descubierto algunos
principios que me ayudan a *recordar*: la verdad, la confesión y
una bandera blanca.

Verdad
Una mirada a la Palabra de Dios nos da un vistazo al corazón de
Dios.
Las últimas palabras tienen algo de peso, algo de influencia.
Toma nota de las instrucciones finales de Dios a Moisés cuando
bajó de Sinaí (la primera vez) después de su encuentro de 40 días
con el Dios vivo:

> *12Habló además Jehová a Moisés, diciendo: 13Tú hablarás a
> los hijos de Israel, diciendo: En verdad vosotros guardaréis
> mis días de reposo; porque es señal entre mí y vosotros por
> vuestras generaciones, para que sepáis que yo soy Jehová
> que os santifico. 15Seis días se trabajará, mas el día
> séptimo es día de reposo consagrado a Jehová; cualquiera
> que trabaje en el día de reposo, ciertamente morirá.
> 16Guardarán, pues, el día de reposo los hijos de Israel,
> celebrándolo por sus generaciones por pacto
> perpetuo.17Señal es para siempre entre mí y los hijos de
> Israel; porque en seis días hizo Jehová los cielos y la
> tierra, y en el séptimo día cesó y reposó. (Éxodo 31:12-13,
> 15-17)*

Recuerde que *guardar el sábado* es el mandamiento #4 (*). Se
encuentra en Éxodo 20 y Deuteronomio 5. Los primeros tres
mandamientos hablan de nuestra relación con Dios. Los últimos
seis hablan de nuestra relación con las personas. El número cuatro
es el puente. La observancia del sábado impacta nuestro caminar
con Dios y nuestro caminar entre nosotros. Mis hijos darán fe de

este hecho. Es mucho más fácil vivir con mamá cuando está descansada y refrescada.

Cuando se trata de guardar el sábado, Dios sacó su resalta textos. Más de una vez añadió signos de exclamación en los cinco libros de la Torá y en todo el Antiguo Testamento. Fuera de la idolatría, este mandamiento es de suma importancia para el corazón de Dios. Aparece en todo el lugar. Moisés pareció entender el punto. En la primera oportunidad que tuvo, saliendo del monte Sinaí (la segunda vez), Moisés compartió lo que más presionaba en la agenda de Dios y en la suya. (La primera vez que Moisés bajó, corrió de golpe en un festival de idolatría.)

> [1]*Moisés convocó a toda la congregación de los hijos de Israel y les dijo: Estas son las cosas que Jehová ha mandado que sean hechas: [2]Seis días se trabajará, mas el día séptimo os será santo, día de reposo[a] para Jehová* (Éxodo 35: 1-2a).

La verdad es que Dios toma el sábado bastante en serio.
¿Dónde cae el sábado en la lista de prioridades de Dios?
¿Dónde cae en la mía?
No te adelantes al "¿Cómo en el mundo funcionaría esto?" Solo enfócate en la Palabra. Permite que el Espíritu tenga completa libertad.

*Cuando la mayoría de los cristianos evangélicos cuentan los Diez Mandamientos, la observancia del sábado aparece en el número 4. Los creyentes luteranos y católicos lo reconocen como el #3. Esto sucede porque combinan los Mandamientos 1 y 2 y dividen el #10 en dos partes.

Hazlo Tuyo

¿Cómo se veía "guardar el sábado" cuando estabas creciendo?

¿Cómo se ve hoy en tu vida?

¿Alguna vez te han enseñado cómo guardar el sábado santo...en su totalidad? ¿Alguien ha modelado un ritmo de vida que incluye un tiempo distinto, separado para el descanso?

¿Alguna vez te has sentido convencido de la prioridad y la práctica de guardar el sábado en tu vida?

Confesión

Cuando se trata de adoptar el ritmo y el descanso de la observancia del sábado, la convicción es probablemente el primer paso, pero el siguiente paso siempre es la confesión. Es donde se pone en práctica lo que creemos. La confesión significa estar de acuerdo con Dios. Es un rediseño interior simple, poderoso y dirigido por Dios. Sin embargo, lo hacemos difícil.

Cuando estamos confrontados con el hecho de que no estamos a la altura de lo mejor de Dios, a menudo nos desviamos de la confesión. En lugar de caer de rodillas, hacemos un plan para mejorar las cosas. Sintiéndonos condenados y culpables, queremos corregir el error. Queremos guardar apariencias y enmendar nuestros caminos. Aunque seamos seguidores de Jesús, no estamos *realmente* acostumbrados a la gracia. Nos hace retorcer. Hablamos de ello, pero intentamos vivir sin ella.

El hijo pródigo hizo exactamente eso. Hambriento, demacrado y destrozado, reconoció haber hecho un giro equivocado. En lugar de simplemente caminar a casa a donde pertenecía, hizo un plan (Lucas 15). "Voy a trabajar para mi padre. Voy a alimentar a los cerdos. Seguramente él cumplirá." Nos gusta mantener el control, especialmente cuando nos encontramos avergonzados o pareciendo tontos.

Cuando inicialmente fui convencida de mi forma de seguir a Jesús según los "nueve mandamientos", evité la confesión y comencé a rectificar. Iba a hacer las cosas bien, cumplir con el Sábado cómo se debe. Así de fácil. Todo listo. Caso cerrado.

Comencé a guardar el Sábado con convicción, pero también había confusión y mucha decepción. Hay un sin fin de razones por las cuales mis primeras 108 semanas de recordar el sábado (¡dos años de duración!) fueron miserables, pero en sí es porque mi primer paso estuvo mal: evadí la confesión. No me puse de rodillas y a cambio viví justificándome, culpando, y planificando.

Por la gracia de Dios, he aprendido (en la arena de la observancia del Sábado y en muchas otras áreas) que cuando se establece la convicción, debo nombrar mi pecado y reclamarlo. Nada más. Nada menos.

Cuando se trata de un problema que llega a mi corazón, necesito compartirlo con otra persona. Necesito decirlo en voz alta. Hay algo poderoso en una confesión en voz alta. Santiago 5:16 lo resume:

"Confesaos vuestras ofensas unos a otros, y orad unos por otros, para que seáis sanados. La oración eficaz del justo puede mucho."

La confesión libera el poder de Dios en mi transformación. Una confesión en voz alta me invita a ser honesta. Es doloroso. Me tumba. Es un lugar de vulnerabilidad y entrega profunda, pero da vida.

Dios me encuentra con los brazos abiertos. Él me atrae en un abrazo en sus términos, no en los míos. La generosidad y la extravagancia del amor de Dios me redefinen, a mí, en este momento y en mi futuro.

¿Está el Señor mostrándote algo acerca de cómo observas el Sábado? ¿Él quiere algo más para ti a través de esto? ¿Él quiere algo más para sí mismo? ¿Tal vez quiere una porción más de tu corazón o ser el enfoque de tu afecto?

Cuando sea el momento adecuado, encuentra la oración en Daniel 9:4-19 y hazla tuya. No midas tu habilidad o deseo de cambiar tu comportamiento. Este momento no es sobre el futuro. Se trata de conocerle a Dios con una actitud de rendición. Ven con las manos vacías, reconociendo y confesando que te has olvidado de recordar, honrar, y deleitarte en el día que Dios hizo para que tú y Él lo disfruten juntos. Aquí es donde se pone en práctica lo que crees. Cuando lo hagas, te encontrarás de pie en Tierra Santa.

Hazlo Tuyo

¿Dónde está el hijo pródigo viviendo y floreciendo dentro de tu alma?

¿Qué vas a hacer al respecto? Daniel 9:4-19 podría ser un buen lugar para comenzar.

El poder del tema de esta semana no está en las palabras que he compartido, sino en lo que usted y Dios harán a puerta cerrada o al aire libre como cuando estás con un amigo muy cercano. Se recomiendan las rodilleras, pero no se requieren.

La Rendición
Día 11

La observancia del Sábado.
El trabajo de *rendición* es mío: rendirle a Dios las horas de mis días cada semana.
La obra de *transformación* es de Dios.
No hay duda de eso.

Encontramos esta promesa del trabajo de Dios en nuestras vidas en Ezequiel 36.

> *"Les daré un nuevo corazón, y les infundiré un espíritu nuevo; les quitaré ese corazón de piedra que ahora tienen, y les pondré un corazón de carne. Infundiré mi Espíritu en ustedes, y haré que sigan mis preceptos y obedezcan mis leyes. Así dice el Señor Omnipotente: el día que yo los purifique de todas sus iniquidades, poblaré las ciudades y reconstruiré las ruinas. Se cultivará la tierra desolada, y ya no estará desierta a la vista de cuantos pasan por ella. Entonces se dirá: Esta tierra, que antes yacía desolada, es ahora un Jardín de Edén; las ciudades que antes estaban en ruinas, desoladas y destruidas, están ahora habitadas y fortificadas. Entonces las naciones que quedaron a su alrededor sabrán que yo, el Señor, reconstruí lo que estaba derribado y replanté lo que había quedado como desierto. Yo, el Señor, lo he dicho y lo cumpliré."* (Ezequiel 36: 26-27, 33-36 NVI)

La promesa es digna de confianza.
La transformación será visible.
Nuestras vidas serán reconstruidas, cultivadas, fortificadas, replantadas.
Pero ¿por dónde empezamos? Para mí, comenzó con reflexionar sobre esta pregunta:
> *Si Dios dice que puedo cumplir mi trabajo en seis días, ¿quién soy yo para decir que no puedo?*

Tenía que aprender a honrar el trabajo que realizaba cada semana y confiar en Dios con todo lo que no terminaba. Descansamos porque Dios dice que lo hagamos, no porque hayamos completado nuestro trabajo.

1. El sábado está diseñado para ser anticipado. El día antes de nuestro sábado es un día importante(*). Se necesita previsión. Exige discernir entre las tareas que *hay que hacer* y las tareas que *me gusta hacer*. Cuando nuestro descanso sabático está sobre nosotros, tenemos la

oportunidad de *poner a un lado* lo que no se hizo y *levantar* (como un regalo de acción de gracias) lo que sí se hizo. Este momento de entrega abre la puerta para que me refresque en el descanso que Dios tiene esperándome. (**) Respeto a los que guarden el día sábado, pero también respeto a los que guarden el domingo como su sábado. (En la iglesia primitiva, el domingo se llamaba el Día del Señor: Hechos 20:4; I Corintios 16:2 y Apocalipsis 1:10). Igual respeto a aquellos que reservan cualquier otro día de la semana como su sábado. Creo que Dios es honrado cuando seguimos el ciclo de siete días que Él estableció.

2. A medida que comenzamos a explorar la observancia del Sábado a través de una cosmovisión bíblica, las 24 horas pueden parecer poco realistas. Algunos de nosotros estamos familiarizados con el descanso. Algunos de nosotros hemos olvidado cómo es. Si eres nuevo en el descanso, ve con calma. Comprometerte con "bloques más cortos" de tiempo puede permitirte mantener el impulso sin desanimarte y tirar la toalla. No sé qué diría Dios sobre esto, pero tomar un "bloque más corto" fue un plan que inicialmente funcionó para mí mientras reorientaba mi vida. Tomé pequeños pasos antes de poder adherirme completamente al regalo completo de 24 horas.

El descanso no es un trato de todo o nada.
El descanso es bendecido, no importa la cantidad.

Esta semana, ¿cuándo tendrá lugar tu descanso sabático? ¿Puedes reservar 24 horas, ocho horas, dos horas? Para aquellos que deben trabajar siete días a la semana, ¿pueden reservar tres porciones de tiempo? una mañana aquí, una noche allí. ¿Y una tarde allá? No importa como comienzas, el chiste es comenzar. Esa es la clave. Luego saborearás el regalo, y será, libre de culpa.

Hazlo Tuyo

La rendición juega un papel importante cuando se trata de abrazar el don del descanso sabático. Pensar entregar todo es fácil, pero lo difícil es hacerlo.

¿Tienes la fuerza necesaria?

No te preocupes, Dios sí la tiene.

> "...el que comenzó en vosotros la buena obra, la perfeccionará hasta el día de Jesucristo" (Filipenses 1: 6).

Cierra leyendo Ezequiel 36:2 5-38 en su totalidad.

La Honra
Día 12

¿Cómo se ve el descanso del sábado en el siglo 21?
Tiene mucho que ver con el honor. Tres cosas vienen a la mente cuando se trata de honrar el sábado.

#1 Honra a su Hacedor

Hay que reconocer que el sábado es un día hecho *por* Dios, *para* Dios y dado *a* nosotros como un medio para recordar quién es Él y quiénes somos nosotros. Es un día con un propósito singular: descansar bien en la compañía de Dios y con los que amamos para que podamos recargarnos, refrescarnos y reabastecernos de combustible para la próxima semana (Éxodo 23:12).

Levítico 23:1-3 nos recuerda que la adoración en grupo es una parte de la observancia del Sábado, pero no es el único ingrediente que Dios usa para refrescar nuestras almas.

¿Cómo *estás* más refrescado por Dios?
¿Tú sabes?

Siéntete libre y no limites tu pensamiento:
¿Es tiempo personal en silencio o un tiempo de adoración en grupos grandes? Quizás sea un paseo tranquilo, un estudio bíblico profundo, escuchar música, o un momento de oración con un amigo.

Siéntate libre de pensar con creatividad:
¿Qué podría ser eso?
Quizás sea bailar, escalar una montaña, cantar, pasear en canoa, dibujar, pescar, volar cometas, o tomar un tiempo extendido de oración
No hay límites. Así son las bendiciones de reunirse con Dios en un día apartado para Él.

La observancia del Sábado en el siglo 21 comienza con honrar el mandamiento y su creador. Permite que la creatividad reine por completo.

#2 Hónrate a ti mismo

¿Estás familiarizado con las actividades que son placenteras y restaurativas? Es una combinación poderosa. La mayoría de nosotros sabemos lo que disfrutamos, pero a veces esas actividades no son necesariamente restaurativas. Experimenta.

Prueba algunas actividades que son agradables y restaurativas. ¿No sabes por dónde empezar?

Pregúntate: "¿Qué *necesito*?" o "¿Estoy aguantando seguir trabajando sin tener fuerza suficiente?" Si eres parte de una familia y detectas una necesidad colectiva, pregunta: "¿Qué es lo que necesitamos?".

Después de vivir esta semana, ¿hay alguna necesidad en particular por encima de las demás? Con el diario vivir puedes terminar sintiendo físicamente agotado, espiritualmente seco, o emocionalmente vacío. Así que, ¿estás cansado o desganado? No pases por alto esta lista. Hazte estas preguntas. Es un punto de partida para comenzar a descansar bien.

Luego prioriza estas necesidades todo lo que sea posible. Algunos de nosotros estamos enfrentando desafíos abrumadores que nos tienen casi ahogados. La observancia del sábado durante estas intensas temporadas de la vida debe ser esculpida por un nivel de inmensa creatividad y compromiso. Le da a la palabra *un* nuevo significado *desafiante*, pero es posible.

Las mejores elecciones a considerar:

1. **Duerme.** Prioriza el descanso. Disfruta ese tiempo. No sientas culpa.
2. **Haz lo que te deleita.** Encuentra placer en cosas simples.
3. **Desconéctate de todo.**
4. **Aprovecha a tu relevo.** Si tienes niños pequeños, los bloques de dos horas funcionan muy bien. Intercambia tiempo con tu cónyuge.
5. **No cocines.** No lo hagas, pero por favor, cocina si es una fuente de alegría y deleite para ti.
6. **Sal a la calle.** Que sea una prioridad.
7. **DFP - "Diversión Familiar Programada"** puede no funcionar, especialmente cuando los niños crecen. Pero sencillas y divertidas tradiciones pueden ser disfrutadas por todos. Asar mini malvaviscos con palillos sobre unas velas. Helados y palomitas de maíz para la cena de domingo. Un paseo de domingo. Una noche de juegos familiares. ¡Sé creativo!
8. **Disfruta de las personas que amas.** Ríe en voz alta.
9. **Disfruta de la Presencia de Dios.** En un paseo, en un armario, a través de tu adoración, con un amigo, de rodillas, junto a un arroyo, en la Palabra.

Deja que tu corazón tenga rienda suelta para soñar. Luego establece un curso.

#3 Honra a los demás

Somos una generación sin modelo, método ni mentores en el área del descanso sabático. Es territorio extranjero, misterioso e inexplorado. Sé un pionero. Toma el camino menos transitado. Haz una prioridad y crea una atmósfera en tu hogar donde el descanso del sábado es recibido y honrado como un día de devoción y deleite.

Otros tomarán nota.

Tu compromiso semanal con un ritmo de trabajo y descanso puede ser lo que Dios use para encender el hambre en otros por este ritmo hecho en el cielo.

¿Tu trabajo esta semana? *Esfuérzate Mucho.* Suda un poco. Mantente concentrado. Dale todo lo que tienes, pero reserva algo de tiempo para poner los pies en alto. Deja escapar ese profundo suspiro y descansa. *Descansa bien.* Completamente. Profundamente. Libre de culpa.

Hazlo Tuyo

¿Cómo podría ser para ti un ritmo de guardar el sábado en esta temporada de tu vida?

Esta semana, ¿qué es lo que más necesitas de tu descanso sabático?

¿Quién en tu esfera de influencia podría descubrir las notables recompensas del descanso sabático mientras ven cómo se desarrolla el ritmo en tu vida?

Conexiones
Semana 3

El Sábado comienza con un mandamiento y se mueve hacia la convicción y la confesión. ¿Dónde te encuentras en esta jornada? ¿Te han resultado útiles las rodilleras (tu tiempo en oración) o una actitud de rendición?

¿Qué tan fácil o difícil es reconocer que el sábado es un día hecha *por* Dios, *para* Dios y dado *a* nosotros como un medio para recordar quién es Él y quiénes somos?

A medida que tomas el camino menos transitado, ¿a quién invitarás o alentarás para que te acompañe en el camino? Piensa en lo qué significa esto y cómo se ve. Apúntalo.

¿Estás listo para reorientar el patrón básico y el ritmo de tu vida? Hay que formar tu plan de ataque. ¿Cuál es el primer paso? Programa tus días con sus horas de descanso sabático esta semana.

Palabras Finales

Lee Isaías 58:11-14

Toma un minuto de silencio y reflexión o unos pocos minutos para escribir tu diario.

Lea Isaías 58:11-14 de nuevo.

Comparte tus pensamientos.

Cierra con un tiempo de oración.

4 | Quietud

Día 13 Atrévete a Dialogar

Día 14 Dios Habla

Día 15 Conociéndole a Dios

Día 16 O.R.A.R.

Semana 4 – Quietud

Atrévete a Dialogar
Día 13

Oración.

Si soy realmente honesto, debo admitir que me resulta más fácil pasar diez minutos hablando *de* Dios que diez minutos hablando *con* Dios. Mi vida da evidencia de esta realidad con demasiada frecuencia. Mi crecimiento a veces es algo escaso. Mi fruto no es nada digno de escribir.

¿Te identificas?

¿Cómo cambiamos esta tendencia? ¿Cómo infundimos a nuestras vidas, nuestra pasión, nuestro propósito, nuestra existencia con la oración, para que nuestras vidas encuentren el descanso y el poder que anhelamos? Creo que el primer paso es examinar nuestra comprensión y práctica de la oración. Durante 40 años, la mayor parte de mi vida de oración se ha gastado en monólogos. Hablo. Dios escucha. No hay nada malo en hablar. Dios quiere escuchar a sus hijos. Pero no debe ser todo. El monólogo no me pone en la vía rápida hacia una relación saludable con nadie, incluyendo a Dios.

¿Es un monólogo de oración más fácil que el diálogo para ti también? Viendo un destello de la relación de Moisés con Dios me impulsa a explorar todo sobre el concepto de diálogo. Creo que toda la idea de la oración de *diálogo también* capturó el corazón de José.

> *7Y Moisés tomó el tabernáculo, y lo levantó lejos, fuera del campamento, y lo llamó el Tabernáculo de Reunión. Y cualquiera que buscaba a Jehová, salía al tabernáculo de reunión que estaba fuera del campamento.*
> *11Y hablaba Jehová a Moisés cara a cara, como habla cualquiera a su compañero. Y él volvía al campamento; pero el joven Josué hijo de Nun, su servidor, nunca se apartaba de en medio del tabernáculo (Éxodo 33:7 y 11).*

Cara a cara con Dios.
Empieza mañana por la mañana.
Comienza ahora mismo.

¹Escucha, oh Jehová, mis palabras; Considera mi gemir.
²Está atento a la voz de mi clamor, Rey mío y Dios mío,
Porque a ti oraré.
³Oh Jehová, de mañana oirás mi voz; De mañana me
presentaré delante de ti, y esperaré (Salmo 5:1-3).

Hazlo Tuyo

¿Quién te enseñó a orar? Piensa en cómo te enseñaron a orar. Si tienes hijos, ¿cómo les has enseñado a orar?

¿Cómo da forma la oración a tus prioridades, a tu propósito, a tu paz?

Pausa para la soledad

Dios Habla
Día 14

Dios nos habla a través de la creación.

Él nos habla a través de Su Palabra.

Él habla a los corazones tranquilos. (Corazones ocupados, también, pero la recepción puede ser borrosa).

Cuando era pequeña, estaba desconcertada, *desconcertada,* por el deseo de orar de Jesús. "¿Por qué querría orar Jesús?", Según mi pensar, la oración se trataba de conseguir cosas. "Él era Dios," razoné. "Jesús no *necesitaba* nada."

Jesús no *necesitaba* nada. Jesús *deseaba* la presencia de su Padre.

¿Crees que Jesús estaba nostálgico? Tal vez. ¿Hay tiempos cuando me pongo nostálgica y anhelo la presencia de mi Padre?

Con los años, la oración para mí se ha cambiado (y está cambiando) de *conseguir cosas* a *conseguirle a Dios.*

Parte de ese viaje incluye el diálogo que abarca una actitud relacional hacia la oración. Se trata de aprender a escuchar a Dios, no solo en Su Palabra (que es lo principal), sino en cómo escucharle a Dios en la quietud.

Para mí, escuchar a Dios en oración es acudir a Su Presencia. Estar inmóvil. Es saber que Él está presente. Es entrar en una quietud que es lo suficientemente tranquila como para escuchar el latido de Su corazón y Su canción. Es donde me siento más profundamente amado.

Sofonías 3:17 destaca esta verdad:

> ¹⁷*Jehová está en medio de ti, poderoso, él salvará; se gozará sobre ti con alegría, callará de amor, se regocijará sobre ti con cánticos.**

La quietud me recuerda que ocupo un lugar valioso en el corazón de Dios. Esta promesa se encuentra en el Salmo 46:10a.

10Estad quietos, y conoced que yo soy Dios...

En quietud, Dios se revela a mí. No puedo *verle a* Dios, no puedo *escucharle a* Dios, no puedo tocarle *a* Dios.

Sin embargo, puedo *conocerle a* Dios. Y al conocerle, Él me asegura mi identidad, dirige mis pasos, y da forma a los deseos de mi corazón.

*Para los guerreros entre nosotros, echen un vistazo a este versículo en la *Nueva Versión Internacional*:

17Porque el Señor tu Dios está en medio de ti como guerrero victorioso. Se deleitará en ti con gozo, te renovará con su amor, se alegrará por ti con cantos.

Hazlo Tuyo

¿Qué significa experimentar la Presencia de Dios en tu vida?

Piensa en esta semana pasada. ¿Experimentaste la Presencia de Dios?

Esta puede ser una pregunta difícil. Está bien. No hay vergüenza o culpa. Reflexiona. Este tipo de pregunta invita una respuesta.

Conocimiento de Dios
Día 15

"Estad quietos, y conoced que yo soy Dios..." (Salmo 46:10a). Dos relatos de las Escrituras han formado mi conocer de Dios.

Satisfecho

> *En verdad que me he comportado y he acallado mi alma como un niño destetado de su madre; como un niño destetado está mi alma* (Salmo 131:2).

Mientras crecía, una imagen del cuidado amoroso de Dios capturó mi corazón. Fue de una madre lactante con su hijo (Isaías 66:11). Todavía me captura el corazón, pero ahora mi imagen "invaluable" del amor de Dios es la de un niño destetado con su madre. Un niño destetado no quiere nada de mamá. Él está en sus brazos contento y plenamente satisfecho. Todo lo que él quiere y necesita es su presencia.

Cuando estoy *quieta* en la Presencia de Dios, cuando acudo a Él en oración, cuando mi corazón calmado escucha su latido, encuentro la fuente de mi satisfacción - la presencia de Dios. Esta quietud y tranquilidad, este "conocerle" a Dios, me coloca en Tierra Santa.

Atento

Un relato en el libro de Josué nos señala una postura activa de "conocer" a Dios. Nos habla de Tierra Santa (Josué 5:13-15).

En ella, Josué se encuentra con un ángel, un comandante en el ejército de Dios. Josué cae boca abajo, humillado y asombrado. *"¿Qué mensaje tiene mi Señor para su siervo?"* Al escuchar esa pregunta, el ángel anuncia: *"Quítate las sandalias, porque el lugar donde estás es santo."*

Reunirse con Dios es una cosa sagrada. Con demasiada frecuencia entro en mi tiempo de oración distraída y apresurada, con una indiferencia que conduce a la insensibilidad. Quiero reemplazar mi indiferencia y mi insensibilidad con atención y admiración.

"¿Qué mensaje tiene mi Señor para su siervo?"

¿Qué mensaje tiene el Señor para mí? ¿Estoy familiarizado con Su voz?

> *... 3 A éste abre el portero, y las ovejas oyen su voz; y a sus ovejas llama por nombre, y las saca. ⁴Y cuando ha sacado fuera todas las propias, va delante de ellas; y las ovejas le siguen, porque conocen su voz* (Juan 10:3-4).

Hazlo Tuyo

¿Qué significa "quietud" para ti? ¿Cómo se ve? ¿Cómo se siente?

¿Con qué frecuencia en tu vida de oración te sientes satisfecho?

¿Con qué frecuencia en tu vida de oración te sientes atento?

P.R.A.Y. (ORAR en Inglés)
Día 16

Encuentra descanso, oh alma mía, solo en Dios. (Salmo 62:5a)

Esta promesa me habla de la oración.
El acróstico P.R.A.Y. es una herramienta útil para mí mientras exploré maneras de encontrar descanso para mi alma.

P - Pausar
Un alto momentáneo. Aunque mi tiempo devocional con Dios sucede temprano por la mañana, mi mente ya está corriendo, corriendo a toda máquina. La quietud implica un corazón tranquilo. La palabra *pausa* me ayuda a reconocer la santa reverencia de venir ante el trono del Dios de todo el universo, poderoso, creativo y apasionado. Hago una pausa, reconociendo su presencia.

R - Regocijar
La gratitud altera una relación. El sentirte con derechos es feo. Tomar tiempo para reconocer la bondad de Dios es un regalo para mí y un regalo para Dios. A veces canto. A veces reflexiono sobre los nombres y el carácter de Dios. A veces comparto con Él una lista muy específica de "gracias sinceras".

A - Asistir
Aquí es donde elijo estar intencionalmente quieta. Reconozco que extraño estar en Su presencia. Estoy hambrienta. Anhelo estar. Mi alma encuentra un lugar de descanso. Reconozco el misterio y el milagro de la quietud. No tengo que entenderlo completamente. Muchos días encuentro una profunda satisfacción en la presencia de Dios. Algunos días estoy demasiado voluble, demasiado distraída o demasiado apresurada. La quietud intencional prepara mi corazón para estar más atento, más atento a Su presencia en el momento, así como el resto del día. A veces este tiempo de silencio dura segundos, a veces minutos. A veces me pregunto: *"¿Qué mensaje tiene mi Señor para Su siervo?"* (Josué 5:14c). Cuando atiendo a la presencia de Dios a través de la quietud, descanso bien y aprendo a escuchar.

Y - y Rendir
Aquí me profundizo en la Palabra de Dios. Al escuchar con atención lo que Él tiene que decir, me rindo a su Verdad. Presto atención a quién es Él y todo lo que tiene que decirme. Tengo un hambre apasionada por las palabras de Dios. Ha sido una jornada de toda la vida. Con respecto al estudio de la Palabra de Dios, alguien una vez me desafió a "Ir despacio. Vivirlo. Orar a cada paso." Con demasiada frecuencia en mi celo, leo demasiado. Hay

poder en mantenerlo corto, ir lento y dar tiempo para el inventario personal y la meditación. Cuando hago eso, en vez de encontrar un corazón endurecido que no puede ser penetrado, Su Palabra puede penetrar y suavizar mi alma.

El Salmo 46:10 es uno de mis favoritos, pero debemos tomarnos el tiempo para leer todo el versículo, todo el salmo. Muy a menudo nos detenemos sin terminarlo.

> *Estad quietos, y conoced que yo soy Dios;*
> *Seré exaltado entre las naciones; enaltecido seré en la*
> *tierra.* (Salmo 46:10)

La *exaltación* de Dios. ¿Está la exaltación de Dios vinculada a mi capacidad de *estar quieto y conocerle*?

Hazlo Tuyo

Pasa un tiempo meditando en el Salmo 46.

¿Encontrarás a P.R.A.Y. una herramienta útil para usar mientras oras?

¿Está la exaltación de Dios vinculada a mi capacidad de *estar quieto y conocerle*?

Conexiones
Semana 4

¿Qué has aprendido sobre "estar quieto"? ¿Qué te abre la puerta a la quietud en tu vida?

¿Tu vida de oración incluye "diálogo" con Dios?

¿Crees que Jesús estaba "nostálgico"? ¿Tu "nostalgia" te impulsa a los brazos de Dios o te aleja? A través de la oración, ¿cómo se da a conocer Dios a ti?

¿Cómo está la satisfacción en tu vida? ¿Cómo se ve la atención a Dios en tu vida?

Palabras Finales

Lee Génesis 16:7-13. (Lee los versículos 1 a 6 si no está familiarizado con esta historia.)

Permite un minuto de oración silenciosa y reflexión.

Lee el versículo 8.
¿Dios te ha hecho alguna pregunta últimamente?

Si no, ¿cuál es una pregunta que podría lanzar en tu dirección?

Lee Génesis 16:13 de nuevo.

Comparte tus pensamientos.

Cierra en un tiempo de oración.

5 | Soledad

Semana 5 - Soledad

¡Retírate!
Día 17

"¡Retírate!"
Es un *grito* de *batalla* del amado.
Es estratégico.
Es revolucionario.

Mi primer retiro personal, fue una puerta abierta que me dio la bienvenida de regreso a casa para que mi corazón descansara. Como una persona adicta a sobre comprometerse, el poder del retiro personal fue revelador y suavizó mi corazón. Las escapadas regulares con Dios han alterado drástica y bellamente el curso de mi vida. El retiro toma el mejor de los cuatro ritmos bíblicos de reposo (Sábado, sueño, quietud y soledad) y los envuelve en unas pocas horas de silencio fuera de lo común.

Pero nos resistimos.
No tenemos tiempo.
Satanás saca todas las mentiras, trucos y desvíos. Él está desesperado por alejarnos de tal tesoro.

E.M. Bounds nos recuerda: *Una vida santa no se vive escondida en el armario, tiene que vivirse a la vista de todos.*

Sin embargo, un compromiso con el retiro personal no reside en las prioridades de nuestros corazones o mentes. Lo asignamos a un lugar de insignificancia. Lo vemos como una actividad para la élite espiritual, los reclusos o aquellos con demasiado tiempo libre. No nos damos cuenta que tiene un poder profundo para rellenar y refrescar a los que estamos en la línea de batalla. A decir verdad, "retírate" es un grito de batalla para aquellos que anhelan ver avanzar el Reino de Dios, llevando la luz y la esperanza a los lugares oscuros y los corazones solitarios.

Comienza con el reto.

Hay tres tipos de retiro personal: ofensivo, defensivo y forzado.

Ofensivo
Jesús es nuestro mejor ejemplo para los retiros *ofensivos*. El tiempo apartado con su Padre fue planeado, una prioridad y algo rutinario. Reconoció la importancia de apartarse. Jesús fue conocido por sus "idas a las montañas." Ve el libro de Lucas en el

Nuevo Testamento. Comienza con Lucas 5:15. Luego visite 4:1, 14 y 42. Termina con 6:12-13; 9:18; 11:1 y 22:39. Jesús fue un hombre de retiro.

Defensivo

La historia de la decapitación de Juan el Bautista nos habla de nuestra necesidad de retiros personales *defensivos*. Mateo 14:13 nos dice que cuando Jesús recibió la devastadora noticia de la muerte de su primo, se retiró del bullicio y tomó un bote solo para ir a un lugar solitario. Aunque no sabemos lo que Jesús estaba sintiendo, creo que podemos hacer algunas conjeturas. El corazón de Jesús estaba cargado. Estaba triste, enojado, adolorido. Deseaba escapar. Necesitaba tiempo enfocado con su padre.

¿Alguna vez te has sentido así? No resistas la tentación de apartarte.

Forzado

La estadía de tres días de Jonás en el vientre de un pez grande es probablemente uno de los retiros personales más singulares de la historia del mundo. No puedo imaginar el hedor y los residuos. No hay muchos folletos de viaje sobre ese destino. La verdad es que a Dios le gusta susurrar, pero si no puede obtener nuestra atención, ha mostrado que hará lo inimaginable. Prefiero un susurro a pasar unos días en la panza de un pez grande. Sin embargo, un retiro personal *forzado* es una táctica que Dios usa para llamar nuestra atención.

"¡Retírate!"

¿Elegirás un retiro *ofensivo* en las próximas seis semanas? Consigue tu bolígrafo rojo. Elige un día o medio día. Incluso dos horas tranquilas fuera de lo común serán suficientes.

"¡Retírate!" Es el grito de batalla de aquellos que anhelan avanzar en el Reino de Dios.

Hazlo Tuyo

¿Conoces a alguien comprometido con el retiro personal?

¿Alguna vez lo has practicado? ¿Por qué? ¿Por qué no?

¿Cuál podría ser tu mayor obstáculo? Hazlo un asunto de oración.

Dacha
Día 18

Dacha es una de mis palabras favoritas. Es rusa y me la presentaron en la ciudad de Istra, Rusia en enero del 2012, mientras hablaba sobre el tema de descanso y retiro en una conferencia para líderes de campamentos cristianos. *Dacha* es una cabaña de "escapada"—un lugar de retiro. El uso de esta palabra hace que las caras rusas se iluminen y sus ojos bailen con alegría.

¿Qué palabra hace bailar a tus ojos? ¿Qué palabra disminuye tu carga? Espero que se convierta en la palabra *retiro*.

Aquí hay algunas cosas que he aprendido:
1. *Retiro* es la búsqueda de Dios fuera del camino rutinario. Puede tener lugar en una sola hora solitaria. O puede abarcar muchas horas, muchos días. Muchos extrañan el glorioso regalo del retiro porque no reconocen el valor de cada hora. Las cosas buenas vienen en paquetes pequeños.
2. Un retiro puede llevarse a cabo mientras recorre la carretera a 120 km por hora. Puede realizarse sentado en una banca del parque, en público o en privado, en la playa, en una cafetería, en el bosque, en el techo, en un bote, en su silla favorita en casa.
3. Puedes retirarte con un amigo o un pequeño grupo. La naturaleza solitaria del retiro impide que muchas personas se involucren, pero es un obstáculo innecesario. El tiempo de retiro de Jesús a menudo incluía a otros (Mateo 17:1, Lucas 22:39-41). Disfruta la camaradería de viajar juntos y las comidas compartidas, pero vaya por caminos separados para los momentos de descanso, reflexión, oración, exploración. Disfruta tu tiempo de comunión con Dios. Disfruta de tu tiempo de comunión con tu amigo o cónyuge.
4. El retiro incluirá cosas que te permitirán aprovechar los recursos profundos de Dios. Pero reconoce el valor del descanso y la relajación. Tómate el tiempo para relajarte. Para algunos, eso puede requerir muchas horas. La mayoría de nosotros estamos muy estresados o agotados. Disfruta de una comida. Toma una siesta. Camina. Si estás en un centro de retiro (*dacha*), tómate un tiempo para salir en una lancha, leer, pescar, mirar las estrellas o practicar un deporte. Deja que sea un día de deleite.
5. El retiro exige un corazón abierto. No vengas con grandes expectativas. Podrías irte decepcionado. Ven con un corazón rendido, concentrado en el deseo: *"Descansa, oh alma mía, solo en Dios"* (Salmo 62:5). Tu copa se desbordará.

Para reflexionar:

1. Cuando planifiques un retiro personal, pídele a un amigo que te acompañe. A medida que se acerca el día y aumenta el estrés de la vida, es fácil renunciar. Pero será más difícil renunciar si has invitado a un amigo. Disfruten su tiempo juntos, pero prioricen porciones de su tiempo para estar a solas con Dios.

2. Permite que el retiro se convierta en un ritmo intencional, una prioridad estratégica en tu vida. Comprométete a un tiempo de retiro una vez al año, una vez por temporada o una vez al mes. Vincula tu experiencia de retiro a un evento anual: tu cumpleaños, tu mes favorito del año, el Día del Trabajo, el Día de Año Nuevo.

Con pluma roja, elija una fecha y periodo manejable, y apúntalo en tu calendario.
Considera tu lugar favorito.
¿Necesitas que cuiden a tus niños? Prepárate para ello.

Finalmente, escucha bien a Aquel quien llama a tu corazón.

"Él les dijo: Venid vosotros aparte a un lugar desierto, y descansad un poco." (Marcos 6:31)

Hazlo Tuyo

Cuando consideras ir a un retiro, ¿qué ideas te sorprenden?

¿Estás dispuesto a comprometerte? Elige un día. ¿Invitarás a un amigo?

No te demores.

Plan B
Día 19

Estoy de retiro hoy. Es un retiro *defensivo* basado en un corazón quebrantado, rendido y el comienzo de una temporada intensa de ministerio para mi familia. (Era mayo cuando escribí esto. Dirigimos un campamento cristiano de verano.) Mi retiro iba a tener lugar en un parque de la ciudad junto a un pequeño lago con un viaje a mi cafetería favorita.

En cambio, lo llevo a cabo en la habitación del hospital de mi hijo de 19 años, Josh, quien ingresó anoche. Es su noche 69 en el hospital en los últimos 9 meses y medio. Estamos en una temporada larga y muy dura.

En mi vida, una y otra vez, el poder, la paz y la Presencia de Dios se encuentran de manera más completa en una hora tranquila fuera del camino de mi rutina, sin importar dónde esté y qué esté sucediendo.

> *"Y te daré los tesoros escondidos, y los secretos muy guardados, para que sepas que yo soy Jehová, el Dios de Israel, que te pongo nombre."*
> (Isaías 45:3)

Plan A.

Plan B.

De una forma u otra, oro para que hagas tiempo para retirarte en las próximas semanas. Comienza con una o dos horas en soledad.

Te encontrarás en tierra santa.

Hazlo Tuyo

¿Qué tipo de plan podrías hacer para los ritmos de retiro *ofensivos* en tu vida?

Una vez al año.

Una vez por trimestre.

Una vez al mes durante unas horas tranquilas.

¿Qué asunto escuchas a Dios invitándote a abrazarlo?

Hazlo un asunto de oración.

¿Necesitas un retiro *defensivo*? ¿Están ondeando las banderas rojas de sobrecarga en el viento? Dedica dos horas de silencio esta semana. Comprométete como si tu vida dependiera de ello. Probablemente lo hace.

Pausa para la soledad

Los Cielos Declaran
Día 20

¿Amas a un pequeño o a un grupo de jovencitos de cero a dieciocho años? (Ni siquiera tiene que estar bajo tu techo.) Este mensaje es para ti.

Piensa

¿Por qué pasamos la mayor parte de nuestro tiempo de oración *hablando* con Dios? Hablar *con* Dios es predecible. Conozco la rutina. Me siento en el asiento del conductor. Sé qué esperar. Pero se queda corto. Algo falta.

¿Por qué se nos hace fácil la oración monólogo a nosotros? Porque eso es lo que nos enseñaron. Es relativamente fácil enseñar a los niños a *hablar* con Dios, excepto por un puñado de niños pensativos que anuncian: "¿Cómo se supone que debo hablar con alguien que no puedo ver?".

El diálogo, sin embargo, es otro asunto por completo. Si bien el monólogo es predecible, enseñar a los niños a dialogar con Dios es potencialmente difícil de manejar. ¿Quédate quieto ante Dios? ¿Escucha? Eso no es fácil. Alude a un misterio y podría complicarse.

"¿Cómo le enseño a un niño a estar quieto, a *conocerle a* Dios, y a escuchar?"
"¿Qué pasa si les muestro a los niños cómo estar quietos, a escuchar a Dios y Él no dice nada?" "¿Y si escuchan algo que no creo que Dios haya dicho? ¿Entonces qué?"

Esas son preguntas que tenemos que hacer y luchar para encontrar respuesta. Pero hay una pregunta que sostiene a todas las demás.

¿*Alguna* vez *te* han enseñado cómo estar quieto en la presencia de Dios? ¿Alguna vez has enseñado a tus hijos a estar quietos en la presencia de Dios? Es más fácil de lo que piensas. Por ejemplo, haz una cita para *retirarte* al campo en una noche llena de estrellas.

Prepara

Preparar a la próxima generación para *retirarse*, para escuchar a Dios requiere cierta reflexión:
1. Cría a tus hijos en la Palabra de Dios. Cada día, comparte con ellos lo que Él te está diciendo a través de Su Palabra. Pregúntales qué está diciéndoles a ellos.

2. Aprende a "estar quieto y conocer". Familiarízate y siéntete cómodo con la quietud. *"Cuando fueres a la casa de Dios, guarda tu pie; y acércate más para oír que para ofrecer el sacrificio de los necios; porque no saben que hacen mal."* (Eclesiastés 5: 1)

3. La obra de la quietud, de escuchar a Dios, está ligada a la obra del Espíritu Santo. Pasa algún tiempo en Juan 14 a 16. Un buen punto de partida es Juan 14:15-20.

4. La palabra *espíritu* en la Biblia está vinculada a la respiración y al viento. Haz un estudio de estas palabras y comparte tus ideas con tus hijos. Presta atención al viento. Tiene mucho que enseñarnos.

Lánzate

1. En algún momento de este mes, obtén un tiempo de *retiro* externo con tu personita favorita o persona grande. Sumérjanse en el santuario de Dios—juntos. No hay mejor lugar para la quietud o la atención a la Presencia de Dios. Túmbate en la hierba. Mira las nubes. Cuenta las estrellas. Toma el sol antes de una puesta de sol. Comparte tu corazón. Cuéntales acerca de tu propio (viejo o nuevo) viaje de aprendizaje, cómo retirarse, cómo estar quietos ante Dios. No tienes que tener todas las respuestas. Sólo comparte tu corazón. Lee el Salmo 19: 1-4. Luego lee el Salmo 95: 1-7. Cierra en oración. "Querido Jesús, ayúdanos a estar quietos y saber que Tú eres Dios". Entonces, quédate quieto.

2. Ten en cuenta que no somos responsables de lo que Dios hace o no hace en la quietud de los corazones de nuestros hijos. Debemos liberar las riendas. Él es Dios. Podemos confiar en su obra.

Hazlo Tuyo

¿Eres capaz o estás dispuesto a establecer un tiempo para un retiro externo? Con un niño (o solo) considere una hora fuera de casa con Dios, de día o de noche. Sin Biblia. Sin libros o celular. Solo tú y Dios, la quietud y la grandeza de Su creación.

¿Ha puesto el Señor a niños en tu vida para amar? ¿Entrenar? ¿Discipular? ¿Son tuyos? ¿Son de otros? Tenemos un trabajo que hacer. Salmo 71:18 nos habla hoy. *"Aun en la vejez y las canas, oh Dios, no me desampares, Hasta que anuncie tu poder a la posteridad, Y tu potencia a todos los que han de venir."*

Eso es una tarea difícil. Tenemos un trabajo que hacer. Comencemos con una lección de vida sobre retiro y quietud.

¿Qué hace que este desafío sea atractivo? ¿Difícil?

Conexiones
Semana 5

¿Alguna vez has estado en retiro? ¿Fue de naturaleza ofensiva, defensivo, o forzado? Cuéntanos sobre los regalos que te ofreció.

¿Cuáles son las tres ideas prácticas que afectarán tu compromiso o capacidad para retirarte?

Palabra de Despedida

Lee el Salmo 63:1-5. Toma nota de la introducción. ¿Estaba David en retiro?

Permite un minuto de oración silenciosa y reflexión.

Lee Salmo 63:1-5 de nuevo.

Comparte tus pensamientos.

Cierra con un tiempo de oración.

6 | Corriendo la Carrera

Día 21 ¡Convencido!

Día 22 Comisionado

Día 23 Compromisos y el Llamado

Día 24 Adelante

Semana 6 - Corriendo la Carrera

¡Convencido!
Día 21

255 personas entran a este mundo cada minuto. (*)
107 personas mueren cada minuto.
Y 73 personas mueren sin conocer a Jesucristo.
Cuando termines de leer este pensamiento devocional, 150 personas habrán muerto sin conocer a Cristo.

Esta estadística me hace detenerme. Me lleva a un lugar tranquilo y reflexivo. Tenemos trabajo que hacer. El ministerio de *Esfuérzate Mucho. Descansa Bien.* existe para que podamos aprender a correr nuestra carrera con fuerza, con un propósito y vitalidad que no son los nuestros. El descanso es delicioso en todos los sentidos, pero el descanso fue creado con un propósito. Un propósito divino.

Nosotros *estamos* en una carrera, pero a menudo se siente como una máquina caminadora. Esta lucha incesante por ir adelante nos cansa. El precio es alto. Para correr nuestra carrera y correrla bien, debemos revisar la verdad detrás de cuatro palabras clave: Convencido. Comisionado. Comprometido. Llamado.

Convencido
La convicción es una invitación y una fuerza impulsora para priorizar nuestra vida de una manera dirigida y autorizada por el Espíritu Santo. Dejados a nosotros mismos, la comodidad, la conveniencia y el egoísmo entran sutilmente en nuestro pensamiento, nuestro hacer, nuestros valores y nuestros calendarios. Ninguno de nosotros es inmune.

¿Vivo bajo la profunda convicción de que Dios es el alfarero y que soy un recipiente hecho *a* propósito *con* un propósito?

> *"Porque yo sé los pensamientos que tengo acerca de vosotros, dice Jehová..."* (Jeremías 29:11a)

> *"Sea la luz de Jehová nuestro Dios sobre nosotros, Y la obra de nuestras manos confirma sobre nosotros; Sí, la obra de nuestras manos confirma."* (Salmo 90:17)

> *"Jehová* **cumplirá** *(énfasis mío) su propósito en mí; Tu misericordia, oh Jehová, es para siempre; No desampares la obra de tus manos."* (Salmo 138:8)

En Resumen

1. La motivación detrás del propósito de Dios es el amor.

2. Sus propósitos para nosotros son esfuerzos a largo plazo. Se necesita determinación en ambos extremos. Dios está listo. ¿Y nosotros? ¿Estamos decididos a vivir bajo la convicción de que Dios tiene un plan para nuestras vidas más allá de la conveniencia y la comodidad? ¿Estás convencido?

*Estas cifras se obtuvieron del sitio web de *Wholesome Words* según las estadísticas de 2014. Para ver esta información en línea, visite: https://www.wholesomewords.org/missions/greatc.html Guarda estas verdades en tu corazón y mantenlas delante de ti. Corremos la carrera, no por números, sino por personas de la vida real con nombres, caras y un lugar en el corazón de Dios.

Hazlo Tuyo

¿Dominan el confort, la conveniencia y el egoísmo el paisaje de tu vida?

Algunos han dicho que el ídolo número uno de los cristianos estadounidenses es la felicidad. ¿Qué piensas? ¿Es lo mismo para tu país?

¿Cuánto tiempo y energía inviertes cada semana en orar por y pasar tiempo con los que no conocen el amor de Cristo?

Comisionado
Día 22

Se te ha encomendado participar en la Gran Comisión. A mí también. Es *la* comisión..."*Id y haced discípulos a todas las naciones*" (Mateo 28:19). Estamos
todos conscientes de ello, pero pocos lo toman en serio.

Nuestro fruto es escaso.
Nuestra culpa es real, y luego se desvía rápidamente por las demandas y distracciones de este mundo.

Mi hija, Anna, a la edad de seis años, lo clavó en mi cabeza. "Mamá, ¿lo más importante de ser cristiano es contarles a otras personas sobre Jesús?".

"¡Sí!" Anuncié. Mi monólogo interno se puso en marcha. "¡Anna lo entiende! Estoy haciendo un buen trabajo."

Mi autoafirmación fue de corta duración. Anna continuó, "Entonces, ¿por qué no lo haces muy a menudo?".

Ella lo decía como lo veía. Anna me había escuchado "predicar" cien veces en su corta vida. Pero ella tenía razón; ella nunca me había escuchado compartir mi fe con alguien que no conocía a Jesús.

Ir
Fue una de las últimas palabras de Jesús y es una palabra, una comisión, que debe tomarse en serio. Sin embargo, no se trata de la distancia. *Ir* al extranjero no es mejor que *ir* al otro lado de la calle.

Ir toma determinación y requiere intencionalidad. Se trata de amor. Pero el amor toma tiempo y la mayoría de nosotros vivimos ajetreados. No tenemos tiempo.

Las actividades programadas de la iglesia son buenas y son parte de nuestro llamamiento, pero si no se controlan, requieren enormes cantidades de nuestro "tiempo libre" y dejan poco lugar para comprometerse con el tiempo necesario para conocer y amar a otro ser o familia.

Los programas no traen personas a Cristo. La gente lleva a la gente a Cristo. Los programas son predecibles. (Esté allí de 6 a 8 pm.) La gente es desordenada e impredecible.

Nueve de cada diez veces, ser parte de la Gran Comisión es desarrollar amistades intencionales. Se trata de tomarse el tiempo para conocer a alguien. Se trata de compartir la vida a largo plazo, en el campo de fútbol, en el trabajo, en la cochera de tu vecino. Se trata de ganar el derecho y la oportunidad de compartir tu corazón y hacer preguntas que cambian la vida. Sucede de forma bastante natural cuando se establece el amor y el momento es el adecuado y oportuno.

Operación Ir

Es una cuestión de amor, no de obligación.
Toma tiempo. Toma flexibilidad. Abrazando el ritmo *Esfuérzate Mucho. Descansa Bien.* es un gran lugar para comenzar.

Hazlo Tuyo

¿Quién está en tu radar? A lo mejor es un primo, un compañero de trabajo, o un vecino. Haz que el amor sea tu objetivo. Planea a largo plazo. Quédate de rodillas.

¿Quieres un plan de ataque?

1. ¿A quién pone Dios en tu corazón? Comprométete en oración. Si es apropiado, invita a tus hijos a orar también. Inclúyelos en cumplir la Gran Comisión.
2. Escoge usar tu tiempo libre para orar. No te extiendas demasiado.
3. Descansa bien.
4. Luego deja que el amor guíe el camino. Haz una llamada. Envía un mensaje de texto. Toca la puerta del vecino. Reúnanse. Busca servir, reír, disfrutar. Hazlo regularmente.

¿Cuándo es el mejor momento para empezar? Hoy.

¿A quién ha puesto Dios en tu corazón?

Comprometido y Llamado
Día 23

Cada temporada de nuestra vida se compone de una combinación única de *compromisos* y *llamamientos*.

Comprometido

Los compromisos son las obligaciones no negociables en nuestra vida. Algunos traen gran alegría, como cuidar a un recién nacido tan esperado. Hay otras obligaciones necesarias como: poner pan en la mesa, gasolina en el auto y un techo sobre la cabeza. Algunos son difíciles: saldar las deudas contraídas por un excónyuge imprudente, brindar atención de por vida a un hijo con necesidades especiales, atender a un ser querido que está a punto de morir.

Estos compromisos alimentan nuestra transformación. Dios no desperdicia nada. Algunos de sus mejores trabajos ocurren en los fuegos más calientes.

Tres cosas para tomar en cuenta:

1. Que tu corazón sea sensible a la transformación, incluso si comienzas pateando y gritando.
2. Confía en Dios.
3. Habla de Su bondad. Prepárate para contar sobre la esperanza que tienes. Puede ser terriblemente difícil en los días agotadores en los que sientes que te estás hundiendo. En verdad, Dios hace algunos de sus mejores obras en momentos de inmenso calor y presión.

El año pasado, el sexto día de lo que se convirtió en una estadía de 19 días en el hospital con mi hijo de 15 años, José, comencé a cuestionar a Dios, "¿Conoces todas las oportunidades de ministerio que estoy perdiendo en casa?".

"¿Sabes cuántas oportunidades te estás perdiendo *aquí*?" fue su respuesta.

No estaba completamente convencida. Al estar a tres horas de casa, mi corazón se estaba rompiendo por mis otros cuatro hijos que estaban agotados, abatidos y abrumados.

"Señora, José no puede soportar el dolor. No puedo seguir mirándolo así. Mis hijos en casa no pueden seguir adelante solos."

"Estoy trabajando en *ellos,* también. Están aprendiendo a confiar. Tendrán algo que contar. *Confía y cuenta.* Dale una oportunidad."

Dios estaba en lo cierto.

Cuanto más difícil es confiar, mayor es la historia. Dios aterriza en el centro del escenario. Él promete historias para que compartamos su presencia y provisión. Contar nuestras victorias a otros, traerán gloria a Dios.

Llamado

Nuestro llamado (que puede cambiar de una temporada a otra) hace uso de nuestro tiempo "libre" negociable. Puede ser lo que nos pagan por hacer. Puede ser lo que hacemos de forma voluntaria. Puede ser un sueño en desarrollo. Es donde nuestros dones, energía y pasión chocan con una necesidad. Enseñando el inglés como segundo idioma. Siendo entrenador de un deporte. Tocando la batería. Enviando notas de ánimo a la gente. Haciendo que las cosas funcionen.

¿Qué te energiza? Tal vez sea salir en una lancha, leer, trabajar la madera, hacer algo de tejido de gancho o aguja, viajar, organizar cosas, ver coches, o limpiar la casa.

El mundo nos dice que "vayamos por ello" con gusto, pero la búsqueda subsiguiente a veces es egocéntrica. Al final, mi pasión consume horas, pero todo es acerca de mí, mí mismo, y yo.

¿Cómo puedo construir puentes para hacer nuevos amigos?
¿Cómo puede satisfacer una necesidad?
¿Cómo puede lanzar una visión?
¿Cómo puede servir a los marginados, descuidados, y olvidados?

Dios está listo para respondernos.

Pero tenemos que preguntarle.

Presta atención. Escucha bien. Aquí es donde entra el descanso. Los lugares tranquilos sintonizan nuestros corazones con susurros y órdenes de marcha.

El descanso nos llena para la carrera que corremos.
La tranquilidad dirige nuestros pasos.

Hazlo Tuyo

¿Qué compromisos llenan tus días? Escribe cómo te deleitan o cómo te agotan. ¿Cómo estás aprendiendo a "confiar y testificar"?

Llamado. ¿Puedes nombrar tu llamado para esta temporada de tu vida?

Adelante
Día 24

Ahora el viaje realmente comienza.

El descanso es una cuestión de obediencia, mayordomía y deleite.

Mi viaje hacia los ritmos de descanso y restauración comenzó en 1990. Y continúa. Es un viaje que incluye crecimiento, contratiempos, madurez y un deseo cada vez mayor de equipar a otros para explorar este camino menos transitado.

Es mi oración y la oración de muchos que este estudio te bendiga, te anime y altera el curso de tu vida y la vida de aquellos en quienes influyes.

Tengo dos cosas que pedirte.

1. Continúa adelante. No te rindas y no cedas ante la presión de la sobrecarga y el agotamiento, satanás tratará de desanimarte. Él sabe muy bien que el descanso se nutre de los almacenes de Dios. No dejes que un sentimiento de derrota te paralice. Disfruta y celebra cada hora de descanso como el regalo que es. Comprométete con el ritmo del viaje, el descanso y la restauración que se encuentran en el sueño, el sábado, la quietud y la soledad. Será un esfuerzo continuo de alegría y deleite.
2. Reconoce que eres una persona de influencia. Comparte historias. Invita a otros a unirse a este viaje. Demasiadas personas están viviendo una vida vacía. Planta semillas. Señala el camino. Anímense unos a otros. Sé un porrista para tus amigos.

Yo creo que el ministerio de *Esfuérzate Mucho. Descansa Bien.* es un movimiento de Dios. Ha nacido en el horno de la adversidad, y luego fue empapado en lágrimas y angustia. No hubiera surgido de otra manera. Mi desesperación se convirtió en la arena de mi liberación. Creo que el mensaje de reposo, liberado en la vida del pueblo de Dios, es el ingrediente crítico que nos hace falta para el avivamiento de nuestros corazones, nuestras familias, nuestros vecindarios, y nuestro mundo.

Menciónalo en voz alta. La iglesia en general tiene mucho que aprender sobre el poder y el propósito del descanso. Comienza con diálogo, discusión, exploración, y evaluación honesta. El hambre existe. Necesitamos dirigir a la gente a la fiesta.

Muéstralo en una vida vibrante de una vida bien vivida.

Esfuérzate Mucho. Suda un poco cada día.

Descansa bien. En plenitud. En libertad. En llamas por el Dios vivo.

Hazlo Tuyo

¿Necesitabas el mensaje de *Esfuérzate Mucho. Descansa Bien.* en este momento de tu vida? ¿Llegó en un buen momento?

¿Qué cambiará en tu vida y qué temes que siga igual?

Echa un vistazo a los "grupos" de personas que figuran en las páginas 9 y 10. ¿En cuál de estos grupos te ves presentando el lema y el mensaje de *Esfuérzate Mucho. Descansa Bien.* de manera formal o informal? ¿Por qué te atrae ese grupo? ¿Cuál será tu primer paso?

Muchos de nosotros necesitamos una llamada de atención en cuanto al propósito de nuestra vida. Es demasiado fácil adoptar las prioridades de quienes nos rodean (dentro y fuera de la iglesia), prioridades que no mantienen lo principal como lo principal. Aquí hay un par de preguntas difíciles.

¿Cómo nos impide "la iglesia" ser sal y luz?

¿Qué vas a hacer al respecto?

¿Cuáles son sus principales compromisos en este momento?

¿Cuál es tu llamado?

Nuestro llamado utiliza nuestros dones, destaca nuestras prioridades y proporciona una vía para administrar bien nuestro tiempo. Hay temporadas de la vida donde puede haber poco tiempo para perseguir nuestro llamado. *Esperar* es una de las palabras más duras y sagradas que hay.

¿*Esperar* es una parte de tu vida ahora mismo?

Al aceptar nuestro llamado (pagado, voluntario o en espera), el agotamiento nos perseguirá. Satanás aplaude cuando renunciamos a la carrera. La sostenibilidad importa. El descanso es la clave. El ritmo proporciona un oasis de rutina en el camino.

¿Estás de acuerdo?

¿Puedes nombrar *los cuatro ritmos del descanso*? ¿Cuál de los cuatro te ha impactado más en las últimas semanas?

Eres una persona de influencia. Tienes la oportunidad de ser mentor y modelo de una mejor manera. ¿Quién será el más "desafiado a cambiar" por su ejemplo, estímulo y enseñanza informal o formal? ¿Estás listo para invitar a otros a redescubrir el Descanso y la Carrera que estamos destinados a disfrutar?

Palabras Finales

Lee Jeremías 6:16.

Toma un minuto de oración silenciosa y reflexión.

Lee Jeremías 6:16 otra vez.

Comparte tus pensamientos.

Cierra en un tiempo de oración.

Pensamiento de clausura

Queridos amigos,
    El viaje ha comenzado.
    Oramos para que continúe.

Aprender a abrazar ritmos restaurativos de descanso es una cuestión de vida o muerte. Cuando el descanso bíblico no es parte de nuestras vidas, la muerte por "sobrecarga" o la distracción dictará el fin de todo lo que apreciamos—la profundidad y amplitud de nuestros sueños, la calidad de nuestras relaciones, la intimidad que disfrutemos con el Padre, y / o la vitalidad de nuestra salud física y emocional.

En general, las creencias y comportamientos de la sobrecarga han sido grabados en nosotros durante décadas. Tomará un poco de energía y esfuerzo para ver la nueva vida echar raíces y crecer. Tres compromisos fortalecen nuestra determinación.

1. Haz un plan para incorporar en tu vida a alguien a quién rendir cuentas. Elija un compañero de viaje (posiblemente de este grupo) que tenga un corazón auténtico y compasivo. Una o dos veces al mes, consulte el uno con el otro. Considera utilizar el inventario de la página 15 como punto de partida. Sigue la dirección del Espíritu Santo. Tómate tiempo para orar.
2. Encuentra a alguien para enseñar. Pregúntale al Señor quién puede ser. Comparte tu historia, tu viaje y lo que has estado aprendiendo en el camino. Quizás trabajar con esta guía de estudio sea un buen lugar para comenzar.
3. Considera unirte a la comunidad RHRW (EMDB) y la conversación. Se lleva a cabo a través de una publicación semanal breve y alentadora en el blog, por correo electrónico, o Facebook.

Mi oración y las oraciones de todo el equipo de RHRW (EMDB) están contigo. Siéntete libre de contactarnos. Nos encantaría saber de ti. Hay libros adicionales y otros recursos disponibles. Adelante, querido amigo. ¡Adelante y hacia arriba!

Jesús lidera el camino.

Brenda
brenda@runhardrestwell.com
RunHardRestWell.com

References

Bounds, E.M. (2009). *The works of E.M. Bound*. Zeeland, MI: Reformed

Church Publications.

Center for Disease Control (2015). The benefits of physical activity.

Retrieved from

http://www.cdc.gov/physicalactivity/everyone/health/index.html

Figueiro, M.G., Wood B., Plitnick B., Rea M.S. (2011). The impact of

light from computer monitors on melatonin levels in college

students. *Neuro Endocrinology Letters*, 32(2), 158-63. Retrieved

from http://www.ncbi.nlm.nih.gov/ pubmed/21552190

Leproult R., Copinschi G., Buxton O., & Van Cauter E. (1997). Sleep loss

results in an elevation of cortisol levels the next evening. *Sleep*,

20(10), 865-870. Retrieved from

http://www.ncbi.nlm.nih.gov/pubmed/9415946

Narcotics Anonymous, The Basic Text (1992). Van Nuys, CA, U.S.A:

World Service Office.

National Sleep Foundation (2011). Annual sleep in America poll exploring

connections with communications technology use and sleep.

Retrieved from https://sleepfoundation.org/ media-center/press-

release/annual-sleep-america-poll- exploring-connections-

communications-technology-use-

Niebuhr, R. (n.d). *The serenity prayer*. Retrieved from

https://en.wikipedia.org/wiki/Serenity_Prayer

Reynolds, G. (2012). How exercise could lead to a better brain. *The New York Times Magazine*. Retrieved from http://www.nytimes.com/2012/04/22/magazine/how-exercise-could- lead-to-a-better-brain.html?_r=1

Stevens, B. (1977). "The truth shall make you free, but first it shall make you miserable." Retrieved from http://www.barrypopik.com/index.php/new_york_city/entry/the_tr uth_will_set_you_free_but_first_it_will_make_you_miserable

Sumioka, H., Nakae, A., Kanai, R., & Ishiguro, H. (2013). Huggable communication medium decreases cortisol levels. *Scientific Reports*, 3. doi:10.1038/srep03034. Retrieved from http://www.nature.com/articles/srep03034

Voskamp, A. (2011). *One thousand gifts: A dare to live fully right where you are*. Grand Rapids, MI: Zondervan.

Weinhouse, B. (2015, March). America's sleep crisis is making us sick, fat, and stupid. But there's hope. *Readers Digest*. Retrieved from http://www.rd.com/health/conditions/america-sleep-crisis/

Notes

Scripture

Journaling

Journaling

Made in the USA
Columbia, SC
31 August 2020